敷脐疗法

马汴梁　主编

U0914120

化学工业出版社

·北京·

内容简介

本书以敷脐疗法为核心，深入挖掘中医经典理论与现代临证医案经验，全面展现这一古老疗法的传承脉络与创新发展。全书共七章，分别介绍了敷脐疗法的历史源流、常用技法，内科、妇科、儿科、男科、皮肤科的常见病症和肿瘤相关疾病的敷脐治疗经验，提供了千余种简明、实用的敷脐药方，每症均列辨证要点、药物配伍及操作方法，突出“简、便、验、廉”的中医外治特色。本书是一部供基层中医师掌握敷脐技术的实用工具书，亦为中医外治法研究者提供了重要学术参考。

图书在版编目（CIP）数据

敷脐疗法 / 马汴梁主编. -- 北京 : 化学工业出版社, 2025. 8. -- ISBN 978-7-122-48442-0

Ⅰ. R244.9

中国国家版本馆CIP数据核字第2025V3T127号

责任编辑：郭伟疆　高　霞　　　装帧设计：关　飞

责任校对：李雨晴

出版发行：化学工业出版社

（北京市东城区青年湖南街13号　邮政编码100011）

印　　装：大厂回族自治县聚鑫印刷有限责任公司

710mm×1000mm　1/16　印张12¼　字数222千字

2026年1月北京第1版第1次印刷

购书咨询：010-64518888　　　售后服务：010-64518899

网　　址：http://www.cip.com.cn

凡购买本书，如有缺损质量问题，本社销售中心负责调换。

定　　价：59.90元

编写人员名单

主　编　马汴梁

副主编　刘心想　伍　翀

编著者（以姓氏笔画为序）

马汴梁　马宏伟　王　丹

伍　翀　刘　欣　刘心想

李长乐　吴　标　张大明

侯均宝　袁培敏　景录先

前言

中医药学是中华民族五千多年文明孕育的瑰宝，其理论体系博大精深，诊疗方法丰富多元，多年来在传承、创新、发展的进程中，为人类健康事业作出了不可磨灭的贡献。敷脐疗法作为中医外治法的重要分支，肇端于先秦，发展于汉唐，成熟于宋明，历代医家以其独特的临床智慧，将药物施于脐部神阙穴，通过经络传导与药效渗透，调和阴阳、通达脏腑，在祛疾疗病中屡建奇功。然此法虽散见于浩瀚医籍，却因缺乏系统整理，长期隐于方药之林，未能彰显其全貌。笔者多年前曾编撰出版了《敷脐妙法治百病》，为临床医家与研究者提供了实用性阅读资料。

医学之道，贵在与时俱进。敷脐疗法的理论研究与临床实践日新月异，广大读者对专著的深度与广度提出了更高期许，临床工作者亦渴望掌握疑难病症的诊疗方案。为此，作者秉持“守正创新”之宗旨，遵循安全、有效的原则，在原版书稿基础上，针对基层医疗服务机构常见且适用敷脐疗法的百种疾病，整理出千余种敷脐药方，重新编写。希望这项简便、有效的基层中医药适宜技术能够为更多医生掌握，也希望更多患者从中受益。

抚今追昔，本书之成，端赖先贤典籍之滋养、同道临床之馈赠，更离不开万千患者的信任。冀望本书能使敷脐疗法这一古老智慧焕发新彩，为中医外治法的传承发展略尽绵薄，亦为当代民众提供一条简、便、验、廉的健康之路。然医学探索永无止境，书中若有疏漏，恳请诸贤达不吝指正，以待后续持续完善。

马汴梁

2025 年 8 月

原第1版序

中国医药学历史悠久，源远流长，其治疗方法丰富多彩，为解除人民的病痛发挥了很大作用，促进了中华民族的繁衍昌盛。

中药敷脐疗法，属中医学的外治范畴，散见于中医学浩如烟海的历代医籍中。该法具有直接作用于局部、药力集中、渗透性好、容易吸收、作用时间长等特点，经古今临床验证，疗效显著，不良反应少。其适应证较广，可应用于内、外、妇、儿等科病症。但遗憾的是，当今尚无系统的敷脐疗法专著，致使医者查找使用极为不便，作者有感于斯，遍览群书，摘古索今，纳精荟萃，整理分析，结合临床实践，荟成专书，使敷脐之法，系统详细，简易明了。

我有幸看到此书，受益匪浅。《敷脐妙法治百病》的出版，为中医药学增添了新的篇章，为整理发扬中医学做出了贡献，有感于此，斯为之序。

吕靖中

1995 年 3 月

目录

第一章 敷脐疗法总论

第一节
认识敷脐疗法

敷脐疗法通常称为脐疗，是中医学宝贵遗产中的一朵鲜艳的奇葩，是中药外治疗法的重要内容之一。它是以中医经络学说和脏腑学说为理论基础，根据不同病证的需要，选择相应的治疗药物，制成丸、散、膏、丹、糊等剂型，将其贴敷于脐中，上面用纱布或胶布等覆盖、固定，或配合适当的灸疗或热熨，以达到预防、治疗疾病的目的，是民间广为流传的一种方法。

敷脐的药物通过对脐部穴位（神阙穴）的刺激作用，经过皮肤透入、经络传导，激发经脉之气，协调人体各脏腑的功能，疏通经络，促进脏腑气血运行，达到预防和治疗疾病的目的。

敷脐疗法方法有很多，主要包括药物敷脐、贴脐、填脐、熨脐、熏脐、灸脐等。长期的医疗实践证明，敷脐疗法简便易学，药价低廉，用药量小，疗效可靠，适用范围广，无不良反应，既没有煎药吃药的麻烦，又没有针灸酸、麻、胀、沉的不适感觉和烧伤烫伤之虞，值得进一步发掘、整理和推广普及。

第二节
敷脐疗法的历史与发展

敷脐疗法和中医学其他疗法一样有着悠久的历史。1973 年，湖南马王堆 3 号汉墓出土文物——春秋战国时期的帛书《五十二病方》，是目前国内外学术界公认的我国现已发现的最早的医学著作。该书整理的 283 个方子中，约 50% 为外治方法，其中就有肚脐填药、敷药、涂药等脐疗方法的内容，开敷脐疗法之先河。

中医学经典巨著《黄帝内经》记载了许多关于脐疗的理论，阐述了脐与十二经脉、五脏六腑相关学说的关系。如《灵枢・营气》说:“足厥阴肝脉……其别支者，上额，循巅，下项中，循脊入骶，是督脉也；络阴器上过毛中，入脐中……”《素问・气穴论》明确记载有“齐一穴”（“齐”通“脐”），为后世脐疗的发展奠定了理论基础。

《金匮要略・杂疗方》中说:“屈草带绕暍人脐，使三两人溺其中，令温。亦可用热泥和屈草。”这是最早通过温熨脐部的方法治疗疾病的记述。

晋代名医葛洪在《肘后备急方・治卒霍乱诸急方》中明确记述“以盐纳脐中，上灸二七壮”以治疗霍乱。大器晚成的针灸学家皇甫谧，在《针灸甲乙经》中说:“脐中，禁不可刺；刺之令人恶疡，遗矢者，死不治。”首次指出脐部宜用灸法，而不宜用针刺之法。

唐代药王孙思邈曾用东壁土敷脐，或用苍耳子烧灰敷脐，或用露蜂房烧灰敷脐，以治疗脐孔渗液不止；用杏仁捣如泥，与猪颊车髓搅和均匀，然后敷脐，以治疗小儿肚脐红肿的病证。位居“外台”官位的王焘在汇集的经验方巨著——《外台秘要》中，有较多脐疗方法的记录，如用盐和苦酒调和涂脐，治疗二便不通。所有这些对脐疗的发展产生了积极、深远的影响。

宋代初期名医王怀隐等奉朝廷之命，向民间征集万余首实效验方。在其编撰而成的医学巨典《太平圣惠方》中，有许多药物填脐的方剂。这些经过官方裒辑的方剂中，制法较精，疗效较为切实可靠。宋代另一本由朝廷组织人员编纂的医典《圣济总录》，除引证《黄帝内经》等经典理论外，还选自民间有效验方和医学秘方。方中有许多脐疗内容，如“治膀胱积滞，风毒气胀，小便不通，取葱津、蛤蜊壳许，入腻粉调如泥，封脐内，以裹肚系定，热手熨，须臾即通”。这些众多的敷脐方药，对后世医家运用脐疗方法治病，有很大的影响。

明代著名医药学家李时珍在其传世之作《本草纲目》中记载了较多脐疗方法。如“(自汗盗汗）用五倍子研末，津调填脐中，缚定，一夜即止也”“(小儿夜啼）黑牵牛一钱，水调，敷脐上，即止”。明代的另一位名医龚廷贤在《寿世保元》中，用麝香、樟脑、莴苣子与莴苣叶捣为膏敷脐，治疗外肾（睾丸）因惊恐缩上所致的缩阳症。这一时期另外一些著作，如《景岳全书》《古今医鉴》等中均有敷脐疗法的一些内容，从而使脐疗在内容上更加丰富，应用范围更加广泛，为后世敷脐疗法的发展和成熟奠定了基础。

清代民间医药学家赵学敏在其整理编写“走方医”经验的著作《串雅内编》《串雅外编》中对敷脐疗法的民间单方验方做了较详细的描述。如治疗腰痛以生姜、水胶共煎成膏，厚纸摊贴脐眼，效果甚佳；又如痢疾用绿豆、胡椒、麝香、胶枣，共捣烂贴脐上。这些民间草医的独到经验，大大地丰富了敷脐疗法的内容，为脐疗的发展起到了一定的推动作用。

直至晚清，中医学对敷脐疗法的认识、研究、应用有了重大的进展。这一时期有一位世所公认的外治专家吴尚先，编著了中医史上第一部外治专著——《理瀹骈文》，书中用敷脐疗法治病的方药达300余首，并明确指出“中焦之病，以药切粗末炒香，布包缚脐上为第一捷法”。由此可见，吴尚先对敷脐疗法的重视及推崇。吴尚先在该书中不仅详细记述了敷脐方药的临床应用，还从理论上对敷脐疗法的机制进行了探讨，指出“外治之理，即内治之理；外治之药，亦即内治之药，所异者法耳”“昔人治黄疸用百部根放脐上，酒和糯米饭盖之，以口中辣去之，以口中有酒气为度。又有用干姜、芥子敷脐者，则知由脐而入无异于入口中”。阐述了敷脐疗法与内服药殊途同归，治病的机制是一样的。这是中医历史上最早从理论上对敷脐疗法进行系统的、详细的记述，对后世医家开展敷脐疗法的专门研究起到了非常重要的作用。

到了现代，敷脐疗法这一古老的疗法越来越受到国内学者的重视。如江苏、广西、陕西等地不少学者将敷脐疗法应用于内科、外科、儿科、妇产科、男科等科中，并运用现代医学的方法证明敷脐疗法的科学性。资料表明，脐疗有提高免疫力、抗衰老、抗肿瘤、抗过敏、兴奋大脑、改善微循环等方面的作用。

由此可见，敷脐疗法在中医学发展史上源远流长，既有丰富的理论基础，又有较为可靠的实践经验。进一步发掘、整理、研究这一疗法，并推广应用，对丰富中医外治疗法，提升人民的预防保健水平及推动世界康复医学的发展具有重要意义。

第三节
敷脐疗法的治病原理

一、脐的生理

脐即神阙，俗称肚脐，是人体的一个特殊部位。当胎儿在母体中生长、发育时，脐带是胎儿与母体进行物质交换的重要结构，是维持胎儿生命活动的关键通道。出生后，脐带脱落形成脐部，是“瓜熟蒂落”的必然结果。但脐不是一个孤立的结蒂，而是一个与人体十二经脉、五脏六腑、四肢百骸、皮毛骨肉都有着极为密切的生理、病理联系的部位。

脐部的血管分布非常丰富，婴儿出生后脐的血液循环虽断绝，但由于经络的循环联系，从脐中心向内脏沟通联络，故有“上至泥丸、下到涌泉”的效力。中医学认为，脐是先天之本原，又为后天之根蒂，是经络系统的一个重要穴位。正如《医学原始》中所说：“人之始生，生于脐与命门，故为十二经脉始生，五脏六腑之形成也。”现代研究证明，脐是胚胎发育过程中腹壁的最终闭合处，皮肤敏感度高，这使得一些药物可以通过脐部吸收发挥作用。因此，敷脐疗法是有其独特的应用价值的。

二、脐与经络

脐在经络系统中是一个重要穴位，属于任脉。任脉为阴脉之海，与督脉、冲脉“一源而三歧”，联系周身经脉，故中医学有“脐通百脉”之说。从历代中医文献的记述中，可以看出脐与经络有广泛的生理、病理联系。

《灵枢·经脉》说：“胃足阳明之脉……其直者，从缺盆下乳内廉，下挟脐，入气街中。”

《灵枢·经筋》说：“足太阴之筋……上腹，结于脐，循腹里……其病足大指支内踝痛……阴器纽痛，上引脐与两胁痛……”

《灵枢·营气》说：“足厥阴肝脉……其别支者，循脊入骶，是督脉也；络阴器上过毛中，入脐中。”

《灵枢·经筋》说：“手少阴之筋……循臂下，系于脐。”

《素问·骨空论》说：“督脉者……其少腹直上者，贯脐中央……”

《难经·二十七难》说：“冲脉者，起于气冲，并足阳明之经，夹脐上行，至胸中而散也。”

三、脐疗的原理

通过对脐的生理及脐与经络关系的探讨，可以看出，脐实为经络的总枢、经气的汇海。其中任脉为阴脉之海，与督脉相表里，总司人体诸经百脉；同时，脐又为冲脉循行之所，所以脐与百脉相通。更因为奇经八脉纵横上下，沟通内外，联系周身经络，在疾病的发生、发展及转归中具有重要作用，因此，历代医家对此都很重视。如《针灸大成》的作者，明代著名医家、针灸学家杨继洲就有“神阙主百病”之说。通过近代研究，多数学者认为敷脐疗法的治疗原理主要通过以下几个方面发挥作用。

1. 经络传导作用

经脉是人体组织结构中一个沟通表里、上下的独特系统，外与皮肤肌腠、四肢百骸相连，内与五脏六腑相接，选用相应的药物敷脐，既有穴位刺激作用，又通过经络传导，使药物充分发挥功效，疏通经络，调理气血，补虚泻实调整脏腑阴阳，使机体失调的状态趋于平衡，达到消除疾病的目的。

2. 局部皮肤透入作用

皮肤由表皮、真皮、皮下组织三层组成。正常皮肤的最外层是角质层，是药物吸收的主要屏障。研究发现，脐在胚胎发育过程中为腹壁的最后闭合处，表皮角质层相对较薄，屏障功能较弱，并且脐下无脂肪组织，皮肤筋膜和腹膜直接相连，故渗透性增强，药物分子较易透过脐部皮肤的角质层进入细胞间质，迅速弥散入血分布到全身。此外，脐部腹膜下布有丰富的静脉网，这些静脉连接于门静脉系统，从而使药物得以经此捷径到达肝脏，提高药物的整体利用率，同时减少药物对胃肠道的影响。

3. 神经调节作用

研究发现，人体穴位与神经分布紧密相关，经络的循行大部分与周围神经分布基本一致。有资料表明，不断地刺激神阙穴，会使脐部皮肤上的神经末梢进入活跃状态，从而促进人体的神经、体液调节作用，提高免疫功能，改善组织器官的功能，调整自主神经功能，发挥有防病治病的作用。

4. 药物本身的治疗作用

中医治病分内治和外治两种，都是通过药物的药理作用来达到调整人体阴阳平衡和脏腑气血盛衰的目的。明代名医徐大椿曾指出:“若其病既有定所，在于皮肤筋骨之间，可按而得者，用膏贴之，闭塞其气，使药性从毛孔而入其腠理，通经贯络，或提而出之，或攻而散之，较之服药尤为有力。”这表明外治法，包括脐疗等，能有效弥补内服药物的不足。

近代研究证实，药物敷脐时，药物分子可以通过脐部皮肤的渗透和吸收作用进入体内，弥散至全身。辛香药物除本身具有治疗作用外，还可以削弱脐部表皮角质层的屏障作用，加强药物的渗透性。用水、唾液调敷则有助于药物和皮肤的水合作用；用醋、药汁调敷则有助于脂溶性成分的溶出和吸收，同时还可以起到引经作用，使药物直达病所，增强疗效。

第四节
常用敷脐方法

一、药物敷脐法

脐疗常用的药物敷贴法一般分为散剂、膏剂、饼剂、丸剂和糊剂等。

1. 散剂

（1）散剂制法：将配方中的某些药物按要求进行炮制，然后混合加工研成细末。也可把配方中的每一味药材单独进行加工研细，然后酌量调匀。在用白开水、食醋、生姜汁或白酒、油料调拌时，应根据患者症状、皮肤干湿润燥等实际情况，分别将药物调拌为稀糊状、黏稠状等。临床上常规把药物调拌至湿润为度。

（2）散剂特点：散剂的特点是制作方法简便，敷贴时药量增减可灵活掌握。敷贴时，由于药散集中，故用量不宜过多。凡敷贴脐部，药散应散布四周，用量可多些。散剂研成细末后，瓶装密封可长期存放，需要时随调随用。由于散剂的药性在脐中透络传经效果迅速，因此颇为常用。

（3）敷贴方法：先用乙醇擦洗脐部，再敷贴药物。也可先进行按摩、拔罐施术后敷药，把敷贴的药物用纱布扎好，或选用胶布贴于药上，但胶布上要剪几个小孔，以便透气，隔 1 天或 3 天更换敷药 1 次。根据病情需要，可在敷药外面进行熨烫或渗透药酒，以增强药效。

（4）疗效反应：一般用水调拌的散剂，其药性渗透力较弱，开始敷贴无明显反应，患部仅出现肿痒红紫并自觉有冷凉之感。如用的是消肿散热解毒药，敷贴 1 天即有疗效。

（5）注意事项：①散剂一定要研成细末，不可有粗粒存在，以免患者有不适感。②散剂中一般应加入芳香开窍、具有渗透能力的药物。③凡脐部有外伤出血、溃烂等，不宜直接用散剂敷贴。④散剂敷料在存放中注意防潮、防霉、防蛀虫等。凡调拌后的敷料在临床上只使用 1 次，药性较强的敷药可连续使用 2 次。

2. 糊剂

（1）糊剂制法：药物加工研成细末后，用黏合剂，如乙醇、醋、蛋清、麻油等辅助料，或用白开水冷却后调拌成糊状。或将新鲜药物洗净后直接捣烂成糊状敷贴于脐部。外盖纱布及胶布固定。糊剂多选用易溶解、易研成细末的药物，民间常用新鲜草药。

（2）糊剂特点：糊剂药物取材方便、制作简单。糊剂可延长药物的药效，缓和药物的毒性。在临床上对热证、肿毒、损伤等疗效明显，具有消肿泻热的功效。敷贴后，脐腹部会顿感冷凉。另外，糊剂对外伤性皮肤溃烂、疮疡肿毒等有润肤祛毒、生肌收口的作用。

（3）敷贴方法：先用姜汁或白酒擦洗脐部，清除脐中不洁之物，如遇脐部溃烂或疮毒红肿，应先进行清洗或做拔毒处理，然后敷贴糊剂药物。

（4）疗效反应：用糊剂敷贴治疗高热、红肿疼痛、中暑昏迷、实热急症等，其疗效反应快，在 3 小时内即有疗效。而对于跌打损伤、内科疾病，3 天以后才可见效。疑难杂症需连续敷贴数次才可略见疗效。

（5）注意事项：①糊剂药物一定要加工研细，捣烂。②凡对脐部有刺激性或会致使患者皮肤过敏的药物均不宜过久敷贴。③糊剂敷贴后，为加强药物渗透性，可以根据病情变化，在包扎纱布的外面适当地淋洒白酒、醋或其他药液等。

3. 膏剂

（1）膏剂制法：一般将配方中的药料先用麻油浸渍一段时间，然后放入锅内加入植物油（麻油或菜油等），用文火慢慢熬，待药料焦黄时起锅，滤去药渣，待油脂成膏、滴入布匹上呈珠状不散（即软硬适度）时，摊涂在一定规格（尺寸）的布、皮、牛皮纸、软胶纸等上面，即可使用。

（2）膏剂特点：膏剂可在较长时间内保持药性，制作良好的膏剂可存放数十年。敷贴脐中时，可以根据临床需要调整敷贴时间，或用一张膏剂反复多次敷贴。另外，根据临床辨证，将膏药烤化后再加入一些丹药，可进一步提高膏剂药效。如有疼痛，可加镇痛丹药等。也可加入散末药物，烤化揉搓拌匀后敷贴。

（3）敷贴方法：临床使用时，先将膏药烤软，然后进行搓揉，将四周药料调揉至厚薄匀称。

（4）疗效反应：膏药的疗效观察分两种，一种是见效快，如敷药局部红肿胀痛的患者，药贴后，1～3 天就可见疗效；另一种是见效慢，凡是内科疾病，敷贴后 1～2 周才有反应，开始脐及脐周皮肤痒痛，然后可能发疱，而药性渗透入里，一般要在 3 天以后。

（5）注意事项：①膏药的熬炼一定要掌握火候，用火不可太猛或太弱，不然膏药会出现粘贴不牢，药性发挥效果差。②要在敷贴膏药中掺入丹药时，丹药不可太多。根据病情适当地增加镇痛、祛风、散寒或芳香类丹药即可。③敷贴时，应掌握膏药的温度，切忌过热，以免烫伤脐及脐周皮肤。④敷贴膏药后，如果脐周皮肤出现水疱，可用消过毒的针刺破水疱，涂以消炎膏，隔数天后再敷贴膏药。

4. 饼剂

（1）饼剂制法：将药物研成细末，调拌敷料做成饼。也可将药物用水直接煎烂或将新鲜药物捣烂，调拌面粉做成饼状，放入笼内蒸熟。而捣烂新鲜药物或调拌油料类可直接捏饼敷贴，成型的饼可放在日光下晒干或用文火烘干，以不散为度。在临床上根据患者病情需要，可在饼外层喷上一些药末或药汁，以增强饼剂的药性。也可先用一个圆形的套圈，将调拌好的药物放置其中，稍加挤压成型，其体积视疾病轻重与脐孔大小而定。

（2）饼剂特点：饼剂药性较缓，药物多选用草药或蔬菜、水果等，尤适宜于老年人、婴儿及皮肤过敏者使用。饼剂敷贴对脐刺激性不强，敷贴时间为 1～2 天。治疗时可根据病情随时换药。另外，饼剂敷贴后可适当配合艾条温和灸，以使药性较快传导入里。艾灸可每天数次，每次时间不宜过长。

（3）敷贴方法：敷贴时，可以将饼剂加热后敷贴，然后用纱布或胶布包扎固定。隔 1～2 天更换 1 次。

（4）疗效反应：饼剂多采用新鲜药物配制，在临床上，对部分急性症状敷贴后，0.5～1 小时即可见效。其他慢性疾病，一般 2～3 天才有反应。饼剂敷贴初期，脐及周围皮肤有冷凉感，中期有瘙痒感，后期有瘾疹出现。个别患者不适应刺激性较强的新鲜药物，不宜敷贴过久，应在一次敷贴后间隔数天后再敷贴。

（5）注意事项：①饼剂药物多选用新鲜药物配制，有些应蒸熟敷贴，但不能久蒸，以蒸熟为度，以免药性流失。②凡脐有溃烂感染等，不宜用饼剂敷贴。③敷贴饼剂后，患者应少走动，避免饼剂散落。

5. 丸剂

（1）丸剂制法：将一定配方研细成药末，用敷料如蜂蜜、蜡、凡士林等调匀后做成丸，然后晒干或烘干。丸药的大小可根据患者的症状灵活掌握。民间传统制丸方法，用工具一面旋转滚动丸子，一面喷敷料或其他药末于丸外。另外，在做丸药时，可放入一根线嵌在药丸内，留出一段线头，以便在药丸入脐后，可缓缓拉出来。

(2) 丸剂特点：丸剂多选用药性较强、毒性或芳香开窍的药物配伍，在临床使用中有一定回阳救逆作用，但其在制作和治疗上有一定局限性。

(3) 敷贴方法：定型后的丸剂直接敷贴于脐中，然后用胶布固定。或可用麻油或蛋清等先润滑脐，然后将丸剂缓缓塞入其内，治疗完毕，慢慢滑动取出。

(4) 疗效反应：丸剂直接放入脐部，疗效迅速，可在数小时内就有反应。一般药物药性可维持 3～4 天。

(5) 注意事项：①丸剂药物配方多采用药性强及有一定毒性的药物。所以，在临床施治中应慎重，切不可内服。②给小儿敷贴丸剂应特别小心。可将丸剂研末放置于脐周。

二、药物脐熨法

脐熨法是人们习用的一种治疗方法，与灸法相似，但所用的药物和方法不同。它是以温热的物体或以特制的熨引器，置于患者体表的特定部位，借助温热和药物的双重作用来治疗疾病的一种方法，具有温阳祛寒、通经活络、健运脾胃、理气止痛、消除疲劳等功效。由于熨敷疗法简便易行，收效迅速，无不良反应，故深受民众欢迎，是临床和家庭常用的外治法。

1. 脐熨法的取热方式

脐熨法取热方式分为直接熨敷和间接熨敷。

(1) 直接熨敷：就是直接将温热的物体熨敷于脐上的方法。如将药物等材料煨炒温热后直接熨敷脐中，或用煨热的石块、贮温水的铜器等在脐上直接熨敷。

(2) 间接熨敷：不是直接将温热物体熨敷在脐上，而是间接熨敷在药物或布帛上的一种方法，借温热之力使药力透入腹内，以治疗疾病。

2. 熨敷材料

(1) 药物熨敷：本法以施治某种疾病的药物组成处方，加热后熨敷脐处，借温热之力使其透入腹内而发挥温热和药物的双重作用，应根据患者的病情和辨证结果，选择合适的药物配制成剂。一般多选取气味辛香雄烈药物为主药配制而成。其药物配制的剂型及其操作方法主要有以下几种。

① 药袋。将配制好的药物打碎，置于炒锅中炒热，在翻炒的过程中，可以根据病情酌加酒、醋等料，炒热后取适量装入药袋或以绢布包裹，趁热直接熨敷脐部，待其温度降低，则可更换药袋，如此反复数次。或者将预先配制好的药物打碎后装入药袋，投入药锅或笼屉中蒸煮后熨敷脐部，待其温度降低，则更换药

袋，使用时倒入适量陈醋，用手搓揉药袋，10 分钟左右药袋自行发热后，置于脐部。

② 药饼。将药物研为细末，然后根据患者病情，酌敷面糊、水、酒、醋等调制成厚薄不等的药饼，置于脐部，脐上覆布，取热水袋、水壶、热水瓶等热熨器加以烫熨，以患者能忍受而不灼伤脐及脐周皮肤为度。

③ 药膏。将药物研为极细末，加入饴糖、黄蜡等调制成厚薄适度的药膏，于火上略加烘热，趁热贴于脐部。或将药膏涂于脐中，以热水袋或吹风机等加热器具烫熨或烘烤。

④ 药汁。将药物煎汤取汁，或将药物浸泡于酒中制成。用时加热，趁热用纱布或毛巾等浸润后熨敷脐部。

（2）灰土熨敷：以伏龙肝（灶心土）煨热贮于布囊内烫熨脐处，有温中散寒的功效，主治心腹痛等症。

（3）葱热熨敷：葱白有发表和里、通阳和血的作用。取鲜葱白 500g，捣烂后放入铁锅内炒热，用布包裹扎紧，置于脐处。或将葱白捣烂做饼，置于脐部，然后用热水袋熨其上。可治小便不通、阳脱、结胸等病症。

（4）姜热熨敷：生姜有温中散寒的功效。取生姜 500g，洗净捣烂挤出姜汁，然后将姜渣放在锅内炒热，用布包后熨敷脐处，待冷再倒入锅内，加些姜汁，炒热后再熨敷。

（5）盐热熨敷：取食盐 500g 慢火炒热，用布、手帕或毛巾包裹成拳头大小，在脐部上熨敷，并行摩运转动。盐包冷时即行更换。此法具有温中散寒、通利气机、调和营卫的作用，不论外感内伤诸症，皆可选用。

（6）沙热熨敷：取沙 500g，去杂质后放在铁锅内急火炒热，趁热用布包裹，置于脐部，可来回或旋转熨烫，冷时再换。

（7）铁末熨敷：取铁末，洗净，炒至发红，倒出凉冷，装入布袋（铁末占布袋容量的 1/3），倒出 100ml 陈醋后，用两手揉布袋，使铁末发热，把布袋拍成扁平状，外包毛巾或手帕，熨敷于脐部。

（8）砖热熨敷：取两块青砖，用火烘热，在需熨敷处放上四五层纱布或二层毛巾，然后将热度适宜的砖块放置在纱布或毛巾上，两块砖轮流热敷脐中。

（9）醋热熨敷：取陈醋烧热，将布或毛巾浸于其中，趁热取出熨敷于脐部。或取食盐 250g 左右，放入铁锅内，炒爆后，即用陈醋半小碗洒入盐内，边洒边搅，醋洒完后，再略炒一下，即倒入布包内，趁热置于脐部。

（10）酒热熨敷：用上好烧酒或陈年黄酒，烧热，将布或毛巾趁热蘸酒熨敷脐部，可治心胸胀闷、气郁不舒，也可消肿。

（11）水热熨敷：用热水袋、热水瓶，或用薄铁皮、铜皮特制的能装开水的长筒、圆底或尖底的熨引器等器具贮热水（60~70℃），外包棉布、手巾，放置于脐部，或在脐周做往复、回旋转动及点按。或取纱布、毛巾浸泡于热水（60~70℃）中，约5分钟后捞出，拧去多余的水后，放置于脐部，冷后再换。

3. 注意事项

（1）在进行熨敷治疗时，宜采取舒适的卧位，并须在温室避风处进行，以免熨敷后毛孔舒张，风邪从脐侵入而生他疾。

（2）熨敷时须严格掌握温度，以患者能忍受为度，温度不足则药力不易透达，温度过高则损伤皮肤。对于小儿和失去知觉者医者可用自己的手臂皮肤试之。

（3）在熨敷时所采用的推、揉、擦、按、摩、运等手法，力度应恰当。温度高时手法宜轻快，温度稍降时手法可稍重一些。

（4）在治疗过程中，如患者感到不适或其局部有不良反应时应立即停止，同时注意防止患者因出汗过多而致虚脱。

（5）皮肤感染、破损处，腰骶部和腹部病症慎用本法治疗。

（6）治疗后宜避风保暖，静卧休息。

三、脐部热敷法

脐部热敷法是将发热的物体置于脐腹部以使局部经脉通利、气血运行通畅、局部肌肉放松，具有消炎退肿、祛寒除湿、减轻疼痛、消除疲劳等作用。由于本法简便易行，疗效迅速，因此临床运用颇多。

1. 脐部热敷法分类

脐部热敷法可分为水热敷法、醋热敷法、姜热敷法、葱热敷法、盐热敷法、沙热敷法、铁末热敷法及砖热敷法等。

（1）水热敷法：①热水袋法。取热水（60～70℃）灌入热水袋内，外包一块毛巾，放置脐部，也可以用橡皮袋代之。②水湿热敷法。取纱布或毛巾浸泡于热水中5分钟后捞出，拧去多余水分后，敷于脐部。

（2）醋热敷法：取食盐250g左右，放入铁锅内，炒热后即用陈醋半小瓶洒入盐内，边洒边搅，醋洒完后再略炒一下，即倒入布包内，包好趁热置放脐部。

（3）姜热敷法：取生姜500g，洗净捣烂，挤出姜汁，然后将姜渣放在锅内炒热，用布包后敷患处，待冷却后再倒入锅内，加些姜汁，炒热后再敷脐。

（4）葱热敷法：取鲜葱白500g，捣烂后放入铁锅内炒热，用布包裹，扎紧，置放脐部。

（5）盐热敷法：取粗盐500g，放在铁锅内用急火炒爆，趁热用纸包裹，外面包一层布，置放脐部。

（6）沙热敷法：同“盐热敷法”。

（7）铁末热敷法：取细铁末洗净，炒至发红，倒出后冷却，装入布袋（铁末占布袋容量的1/3），倒入100ml陈醋后，用两手搓揉布袋，使铁末发热，把布袋拍成饼状，外包毛巾，置放脐部。

（8）砖热敷法：取两块青砖，用火烘热，在脐处放上四五层纱布或两层毛巾，然后将热度适宜的砖放置在纱布或毛巾上。两块砖轮流热敷，时间一般不宜超过1小时。

2. 注意事项

（1）凡高热、皮肤过敏者，不宜使用本疗法。

（2）注意热敷温度，以患者能耐受为度，避免烫伤。

（3）治疗某些重症患者时，要随时注意观察患者的脉搏和呼吸变化。若热敷后症状加重，应及时送往医院，不得延误。

（4）应用过程中如感到不适或局部有不良反应，应立即停止，同时注意防止因患者出汗过多而致虚脱。

第五节
敷脐膏方

本书收录的古代膏方，因受历史时期用药习惯、度量衡标准及炮制工艺影响，部分方剂存在药物剂量偏大或含毒性药材的情况。这些古方仅作传统医药文化研究与参考之用，按原方配药使用时，务必在专业中医师辨证指导下酌情调整、安全使用。

一、清阳膏

【组成】

第一组：薄荷 150g，荆芥穗、滑石各 120g，羌活、防风、连翘、牛蒡子、天花粉、玄参、黄芩、栀子、大黄、朴硝各 90g，生地黄、天冬、麦冬、知母、桑白皮、地骨皮、黄柏、郁金、甘遂、羚羊角（代）、水团花各 60g，丹参、苦参、浙贝母、黄连、川芎、白芷、天麻、独活、前胡、柴胡、牡丹皮、赤芍、当归、秦艽、紫苏叶、香附、蔓荆子、葛根、升麻、藁本、细辛、桔梗、枳壳、橘红、半夏、胆南星、大青叶、山豆根、山慈菇、杏仁、桃仁、龙胆、蒲黄、紫草、葶苈子、忍冬藤、京大戟、芫花、牵牛子、甘草、木通、五倍子、猪苓、泽泻、车前子、瓜蒌子、皂角刺、石决明、木鳖子、蓖麻子、白芍、穿山甲、僵蚕、蝉蜕、全蝎、水牛角各 30g，西红花、白术、肉桂、蛇蜕各 15g。

第二组：生姜、连须葱白、薤白、大蒜各 120g，槐枝、柳枝、桑枝、白菊花（连根叶）、白凤仙草各 900g，苍耳草、益母草、马齿苋、诸葛菜、紫花地丁、芭蕉叶、竹叶、桃枝、木芙蓉叶各 240g，侧柏叶、石菖蒲各 60g。以上诸药皆取鲜品，如干者 10g 用 4g。

第三组：雄黄、白矾、硼砂、青黛、轻粉、乳香、没药各 30g，生石膏 240g，胶剂（酒蒸化）120g。

【制法】将第三组药物除胶剂外，其余药物共研成细末，混合均匀。再将第一组、第二组药分别浸入麻油中半天，移入锅中用文火煎熬，至枯黄色或暗褐色后，过滤去渣。把油合并，继续熬油至滴水成珠时离火，另取适量红丹，加入油内搅拌，收膏。将膏药浸泡水中 7 天，去火毒。取膏药置水浴上溶化，将第三组药物加入搅匀，分摊于布上。

【用法】将膏药加温软化，贴肚脐或配合敷贴其他部位。

【主治】热实结胸、便秘、胁痛、热淋、中风、癫狂，热证鼻衄、便血、尿血、蓄血等病证。

二、金仙膏

【组成】

第一组：苍术 150g，白术、滑石各 120g，羌活、姜黄、半夏、乌药、川芎、青皮、大黄、生香附、炒香附、生五灵脂、炒五灵脂、生延胡索、炒延胡索、枳实、黄连、厚朴、当归、威灵仙、黑牵牛子（半生半炒）、巴豆仁、水团花各 60g，黄芩、黄柏、蒲黄、栀子、郁金、莪术、三棱、槟榔、陈皮、山楂、麦芽、神曲、天南星、白牵牛子、葶苈子、紫苏梗、藿香梗、薄荷、独活、柴胡、前胡、细辛、白芷、荆芥穗、防风、连翘、葛根、桔梗、知母、浙贝母、甘遂、京大戟、芫花、防己、瓜蒌子、大腹皮、天花粉、赤芍、白芍、枳壳、茵陈、川楝子、木通、泽泻、车前子、木瓜、皂角刺、杏仁、桃仁、紫苏子、益智、高良姜、草果、吴茱萸、红花、木鳖子、蓖麻子、僵蚕、全蝎、蜈蚣、蝉蜕、穿山甲、甘草各 30g。

第二组：生姜、葱白、薤白、大蒜、凤仙透骨草（红凤仙、白凤仙）、槐枝、柳枝、桑枝各 300g，榆枝、桃枝各 240g，石菖蒲、莱菔子、干姜各 60g，佛手、小茴香、艾叶各 30g。

第三组：陈壁土、白矾各 60g，雄黄、轻粉、砂仁、白芥子、花椒壳、木香、檀香、肉桂、制乳香、制没药各 30g，牛胶（酒蒸化）、松香、生石膏各 120g。

【制法】将第三组药物除牛胶外，其余药物共研为细末，过筛，混合均匀。再将第一组、第二组药物分别浸入麻油中半天，移入锅中，用文火煎熬，至枯黄色或暗褐色后，过滤去渣。把油合并再熬油，至滴水成珠时离火，另取红丹适量，加入油内搅拌，收膏。将膏药浸泡水中 7 天，去火毒。取膏药置水浴上溶化，将第三组药物加入搅匀，分摊于布上。

【用法】加温软化，贴肚脐或配合敷贴其他部位。

【主治】伤食、腹胀、胃痛、呕吐、泄泻、痢疾、疟疾、霍乱等病证。

三、散阴膏

【组成】

第一组：生附子 150g，白附子 120g，生南星、生半夏、麻黄、大黄、羌活、苍术、川芎、当归、姜黄、细辛、防风、甘遂、肉桂、延胡索、威灵仙、乌药、水团花各60g，独活、五灵脂、黑牵牛子、荆芥穗、三棱、莪术、藁本、赤芍、白芍、紫苏叶、香附、白芷、青皮、陈皮、天麻、秦艽、枳实、厚朴、槟榔、远志、益智、杜仲、牛膝、川续断、紫荆皮、五加皮、木瓜、吴茱萸、蛇床子、补骨脂、八角茴香、巴戟天、胡芦巴、巴豆仁、杏仁、桃仁、苏木、红花、草果、高良姜、皂角刺、骨碎补、自然铜、刘寄奴、马鞭草、京大戟、商陆、芫花、防己、甘草、木鳖子、蓖麻子、穿山甲、露蜂房、全蝎、蛇蜕、荜茇、甘松、山柰、黄连、黄柏各30g，炒蚕沙72g，地龙10条。

第二组：生姜、葱白各600g，薤白、大蒜、桑枝、苍耳草各300g，风仙草750g，槐枝、柳枝、桃枝各240g，干姜、艾叶、侧柏叶各120g，炮姜、石菖蒲、胡椒、花椒壳、白芥子各60g。

第三组：松香240g，密陀僧120g，陈壁土、煅赤石脂各60g，雄黄、白矾、木香、丁香、降香、制乳香、制没药、肉桂、樟脑、轻粉、苏合香各30g，牛胶（酒蒸化）120g。

【制法】将第三组药物除牛胶和苏合香外，其余药物共研为细末，过筛，混合均匀。将第一组、第二组药物分别浸入麻油中半天，移入锅中，用文火煎熬，至枯黄色或暗褐色后，过滤去渣。把油合并继续熬油，至滴水成珠时离火，另取黄丹适量，加入油内搅拌收膏。将膏药浸泡水中7天，去火毒。取药置水浴上溶化，将第三组药物加入搅匀，分摊于布上。

【用法】加温软化，贴肚脐或配合敷贴其他部位。

【主治】感冒、呕吐、寒泻、寒痢、阴黄、阴水、痹病、阴证、伤寒等病证。

四、行水膏

【组成】

第一组：苍术150g，生半夏、防己、黄芩、黄柏、葶苈子、甘遂、京大戟、芫花、木通、白术、龙胆、羌活、大黄、黑牵牛子、芒硝、栀子、桑白皮、泽泻、水团花各60g，川芎、当归、赤芍、黄连、郁金、苦参、知母、商陆、枳实、连翘、槟榔、郁李仁、大腹皮、防风、细辛、杏仁、胆南星、茵陈、白牵牛子、天花粉、紫苏子、独活、青皮、陈皮、藁本、瓜蒌子、柴胡、地骨皮、白鲜皮、牡丹皮、威灵仙、旋覆花、蒲黄、牛蒡子、马兜铃、白芷、升麻、川楝子、地肤子、车前子、牛膝、香附、莱菔子、土茯苓、萆薢、甘草、海藻、昆布、瞿麦、萹蓄、木鳖子、蓖麻子、地龙、蝼蛄、穿山甲各30g，延胡索、厚朴、附子、乌药各15g，龟甲、浮萍各90g，滑石120g。

第二组：生姜、薤白、葱白、桃枝各120g，大蒜、杨柳枝、槐枝、桑枝各240g，苍耳草、益母草、诸葛菜、车前草、马齿苋、紫花地丁（鲜者）各300g，石菖蒲、花椒壳、白芥子各30g，皂角刺、赤小豆、凤仙透骨草（干）各60g。

第三组：松香240g，密陀僧、生石膏、牛胶（酒蒸化）各120g，陈壁土、白矾、轻粉各60g，肉桂、木香各30g。

【制法】将第三组药物除牛胶外，其余药物共碾成细末，过筛，混合均匀。将第一组、第二组药物分别浸入麻油中半天，移入锅中，用文火煎熬，至枯黄色或暗褐色后，过滤去渣。把油合并再熬油，至滴水成珠时离火，另取黄丹适量，加入油内搅匀，收膏。将膏药浸泡水中7天，去火毒。取膏药置水浴上溶化，加入第三组药物搅匀，分摊于布上。

【用法】加温软化，贴肚脐或配合敷贴其他部位。

【主治】脚气肿痛、水肿、热淋、大便溏泻、妇人带下等病证。

五、温肺膏

【组成】

第一组：生半夏（姜汁炒）90g，杏仁、紫苏子、炙桑白皮、五味子、麻黄、细辛、干姜、陈皮、肉桂、葶苈子、白蒺藜各60g，党参、白术、苍术、黄芪、炙甘草、川芎、白芷、荆芥穗、独活、防风、百部、天南星、当归、白芍、桔梗、枳壳、青皮、威灵仙、砂仁、沙苑子、旋覆花、香附、乌药、大腹皮、巴戟天、八角茴香、补骨脂、吴茱萸、荜茇、高良姜、款冬花、芫花、紫菀、厚朴、牵牛子、泽泻、车前子、白附子、巴豆、诃子、白及、白蔹、大皂角、木瓜、木鳖子、蓖麻子、炮穿山甲各30g。

第二组：生姜、葱白、槐枝、柳枝各120g，凤仙透骨草（干者）60g，白芥子、花椒壳、胡椒、核桃仁、石菖蒲、莱菔子、白果、大枣、乌梅、罂粟壳各30g。

第三组：肉桂、丁香、木香、降香、沉香、白豆蔻各30g，牛胶（酒蒸化）120g。

【制法】将第三组药物除牛胶外，其余药物共碾成细末，过筛，混合均匀。将第一组、第二组药物分别浸入麻油中半天，移入锅中，用文火煎熬，至枯黄色或暗褐色后，过滤去渣。把油合并继续熬油，至滴水成珠时离火，另取黄丹适量，加入油内搅拌，收膏将膏药浸泡水中7天，去火毒。取药置水浴上溶化，将第三组药物加入搅匀，分摊于布上。

【用法】加温软化，贴肚脐或配合敷贴其他部位。

【主治】寒邪犯肺之咳嗽、哮喘，或肺肾两虚之哮喘。

六、健脾膏

【组成】

第一组：牛肉 300g，牛肚、苍术、滑石各 120g，白术 90g，益智、姜半夏、天南星、当归、厚朴、陈皮、乌药、姜黄、甘草、枳实各 60g，黄芪、党参、川芎、白芍、赤芍、羌活、白芷、细辛、防风、香附、五灵脂、紫苏梗、紫苏子、延胡索、山楂、麦芽、神曲、木瓜、青皮、槟榔、枳壳、桔梗、威灵仙、大腹皮、醋三棱、醋莪术、杏仁、柴胡、升麻、远志、吴茱萸、五味子、草豆蔻、肉豆蔻、巴戟天、补骨脂、高良姜、荜茇、八角茴香、红花、黄连、黄芩、大黄、甘遂、葶苈子、京大戟、巴豆、牵牛子、茵陈、木通、泽泻、车前子、大皂角、木鳖子、蓖麻子、全蝎、炮穿山甲、白附子、附子各 30g。

第二组：生姜、薤白、葱白、大蒜、鲜槐枝、柳枝、桑枝各 240g，莱菔子、干姜、花椒壳各 60g，石菖蒲、艾叶、白芥子、胡椒、佛手各 30g，凤仙透骨草 1 棵，大枣 7 枚。

第三组：肉桂、木香、砂仁、檀香各 30g，牛胶（酒蒸化）120g。

【制法】将第三组药物除牛胶外，其余药物共研为细末，过筛，混合均匀。将第一组、第二组药物分别浸入麻油中半天，移入锅中，用文火煎熬，至枯黄色或暗褐色后，过滤去渣。把油合并再熬至滴水成珠时离火，另取黄丹适量，加入油内搅拌，收膏。将膏药浸泡水中 7 天，去火毒。取膏药置水浴上溶化，加入第三组药物搅匀，分摊于布上。

【用法】加温软化，贴肚脐或配合敷贴其他部位。

【主治】脾虚之伤食，呕吐；或肺肾两虚型哮喘。

七、温胃膏

【组成】

第一组：干姜 60g，白术各 45g，苍术、党参、附子、吴茱萸、黄芪、麻黄、桂枝、细辛、羌活、独活、防风、麦冬、藁本、柴胡、川芎、当归、白芍、香附、紫苏、藿香梗、杏仁、白芷、青皮、陈皮、半夏、天南星、厚朴、乌药、威灵仙、麦芽、神曲、枳实、泽泻、荜澄茄、草果、草豆蔻、肉豆蔻、补骨脂、高良姜、益智、八角茴香、巴戟天、荜茇、车前子、延胡索、五灵脂各 30g，黄连（吴茱萸水炒）、五味子各 15g，甘草 21g。

第二组：生姜、葱白各120g，艾叶、薤白、大蒜、石菖蒲各60g，凤仙草1棵，木瓜、花椒壳、白芥子、胡椒各30g，大枣、乌梅肉各5枚。

第三组：木香、丁香、砂仁、肉桂、制乳香、制没药各30g，牛胶（酒蒸化）120g。

【制法】将第三组药物除牛胶外，其余药物共研为细末，过筛，混合均匀。将第一组、第二组药物分别浸入麻油中半天，移入锅中，用文火煎熬，至枯黄色或暗褐色后，过滤去渣。把油合并再熬油至滴水成珠时离火，另取黄丹适量，加入油内搅拌，收膏。将膏药浸泡水内7天，去火毒。取膏药置水浴上溶化，加入第三组药物搅匀，分摊于布上。

【用法】加温软化，贴肚脐或配合敷贴其他部位。

【主治】呕吐、泄泻、霍乱。

八、扶阳膏

【组成】

第一组：生附子120g，天雄、炒蚕沙各90g，益智、茅苍术、桂枝、生半夏、补骨脂、吴茱萸、巴戟天、胡芦巴、肉苁蓉各60g，党参、白术、黄芪、熟地黄、川芎、当归、白芍、山茱萸、山药、仙茅、蛇床子、菟丝子、陈皮、天南星、细辛、覆盆子、羌活、独活、白芷、防风、肉豆蔻、草豆蔻、远志、荜澄茄、炙甘草、砂仁、厚朴、杏仁、香附、乌药、高良姜、牵牛子（盐水炒黑）、炒杜仲、川续断、炒牛膝、炒延胡索、炒五灵脂、炒秦皮、五味子、五倍子、诃子、草果、大茴香、红花、萆薢、车前子、狗脊、金樱子、甘遂、黄连、黄芩、木鳖子、蓖麻子、龙骨、牡蛎、穿山甲各30g，水团花50g。

第二组：生姜、大蒜、花椒壳、韭菜子、葱子、棉花子、核桃仁、艾叶各120g，凤仙透骨草、干姜、炮姜、白芥子、胡椒、石菖蒲、木瓜、乌梅各30g，槐枝、柳枝、桑枝各240g，小茴香60g。

第三组：松香、密陀僧、赤石脂、牛胶（酒蒸化）各120g，煅阳起石60g，雄黄、枯矾、木香、檀香、丁香、肉桂、制乳香、制没药各30g。

【制法】将第三组药物除牛胶外，其余药物共碾为细末，过筛，混合均匀。将第一组、第二组药物分别浸入麻油中半天，用文火煎熬，至枯黄色或暗褐色，过滤去渣。把油合并再熬油至滴水成珠离火，另取黄丹适量，加入油内搅拌，收膏。将膏药浸泡水中7天去火毒。取膏药置水浴上溶化，加入三组药物搅匀，分摊于布上。

【用法】加温软化，贴肚脐或配合敷贴其他部位。

【主治】虚寒性泄泻或肺肾两虚之哮喘。

九、宁和堂暖脐膏

【组成】生姜 300g，麻油 300ml，黄丹 150g。

【制法】将生姜切片浸入麻油中半天，移入锅中，用文火煎熬，至枯黄色后，过滤去渣。继续熬油至滴水成珠时离火，加入黄丹搅拌，收膏。将膏药浸泡水中 3～5 天，去火毒。取膏药置水浴上溶化，摊涂布上。

【用法】加温软化，贴肚脐。

【主治】泄泻、痢疾。

十、七宝膏

【组成】生姜、大蒜、槐枝各 500g，葱白 240g，花椒壳 60g，麻油 2000ml，黄丹 300g。

【制法】上药除黄丹外，其余药物浸入麻油中半天，移入锅中，用文火煎熬，至枯黄色后，过滤去渣。再熬油至滴水成珠时离火，加入黄丹搅拌，收膏。将膏药浸泡水中 3～5 天，去火毒。取出膏药置水浴上溶化，摊涂布上。

【用法】加温软化，贴脐部。

【主治】积聚、膨胀。

第二章

敷脐疗法治疗内科疾病

第一节
呼吸、循环系统病症

感　冒

感冒俗称伤风，是一种常见的外感疾病。本病一年四季皆可发生，以冬、春两季为多见。临床表现主要有鼻塞、流涕、喷嚏、咳嗽、头痛、恶寒、发热、全身不适等。

其病因主要为外邪侵袭（以风邪为主）。当气候失宜，机体失于调和，抵抗力减弱的情况下，风邪乘虚，侵袭肺卫，致使肺气失宣、卫表不和，从而引发感冒。病情有轻重之分，轻者多为感受当令之气，如风寒或风热，一般通称为伤风；重者多为感受非时之邪，或兼夹其他邪气，如寒湿、湿热等，病情较重，称为重伤风。如果在一定时期内广泛流行，具有传染性，称为时行感冒。现代医学的流行性感冒、上呼吸道感染、急性扁桃体炎皆属于中医学感冒范畴，可参考本篇进行施治。

（一）风寒感冒

方 1

【组成】小葱、生姜、淡豆豉、食盐各适量。

【用法】分别将小葱切碎，生姜捣烂，淡豆豉研成细末，然后和食盐混合均匀，在锅内炒热，用布包裹，趁热熨于患者肚脐上，外用绷带包扎固定，药冷则换新炒热药，再继续熨，以汗出为度。每天 2～3 次。

【说明】本方适用于风寒感冒，症见恶寒重、发热轻、无汗、头痛、肢节酸痛、时流清涕、咳嗽、吐痰稀薄色白、苔薄白、脉浮或浮紧。

方 2

【组成】紫苏叶、杏仁、白芷各 15g，葱白（连须）5 根，生姜 2 片，蜂蜜、萝卜汁各适量。

【用法】先将紫苏叶、葱白和生姜捣烂如泥，再将杏仁、白芷共研成极细粉末，加入紫苏叶泥中调匀，再取蜂蜜和萝卜汁加入调和成膏状备用。用时取药膏如蚕豆大，捏成圆形药丸，贴入患者脐孔内，外盖纱布，胶布固定。每天换药1次。

【说明】贴药后嘱患者覆被而卧，令发微汗，汗后即收效。

方3

【组成】羌活10g，苍术、白矾各6g。

【用法】将上3味药共研细末，取药末适量外敷脐部，纱布覆盖，胶布固定。每次敷药4～6小时，每天2次，3～4天为1个疗程。

（二）风热感冒

方1

【组成】生石膏、板蓝根、连翘、薄荷、淡豆豉各15g，葱白、蜂蜜、鸡蛋清各适量。

【用法】将前5味药共研成细末，贮瓶备用。用时取药末适量与葱白共捣烂如泥状，再加入鸡蛋清、蜂蜜调匀，制成一个圆形小药饼。将药饼烘热，趁热填入患者脐孔中，外用胶布封贴。每天换药1～2次。

【说明】本方适用于风热感冒，症见身热较著、微恶风、汗泄不畅、头胀痛、咳嗽、痰黏或黄、咽燥或咽喉红肿疼痛、鼻塞、流黄浊涕、口渴欲饮、舌苔薄白或微黄、脉浮数。

方2

【组成】生麻黄、生石膏各30g，葱白适量。

【用法】将麻黄、生石膏共研成粉末，过筛，贮瓶密封备用。用时取药末15～30g，同葱白共捣烂如膏状，敷于患者脐孔中，外盖以敷料，胶布固定。每天换药1次。

方3

【组成】金银花、连翘各4g，桔梗、薄荷、牛蒡子各2.4g，淡豆豉、甘草各2g，荆芥、竹叶各1.6g。

【用法】上药共研为细末，过筛：取药粉适量，纱布包裹，敷神阙穴，包扎固定。每次敷药4～6小时，每天2次，连敷3～4天为1个疗程。

方4

【组成】生麻黄、生石膏各30g，葱白适量。

【用法】将前两味药共研粉末，取15～30g与葱白适量共捣敷脐。每天换药1次。

（三）时行感冒

方1

【组成】淡豆豉30g，连翘、薄荷各12g，葱白（连须）适量。

【用法】将前3味药研成细末，贮瓶备用。用时取药末15～20g，加入葱白共捣烂如膏状，填入患者脐孔中，外盖纱布，胶布固定。每天换药1～2次。

【说明】本方适用于流行性感冒（时行感冒），症见起病急、发热、头痛、乏力、全身酸痛、舌苔薄白或微黄、脉浮数。

方2

【组成】金银花、钩藤、连翘各4.5～9g，栀子、黄芩、淡豆豉各4.5～6g，荆芥3～6g，薄荷1.5～3g，生姜2片，大枣2枚，芦根6g。如咽部肿痛，可选加桔梗1.5～3g，射干、牛蒡子、板蓝根各3～6g，马勃2.5～4.5g；如口渴心烦，可选加天花粉、竹叶各3～4.5g，或加生石膏10～20g。

【用法】上药除生姜、大枣和芦根外，混合共研成细末，贮瓶备用。用时取药末适量，加入适量鸡蛋清和蜂蜜、生姜（捣烂），另加芦根和大枣同煎液调和成膏状，敷于患者的脐孔上，盖以敷料，胶布固定。每天换药2次。

方3

【组成】大蒜、薄荷、生姜各等量。

【用法】将上3味药共捣烂制成稠膏状，取适量敷贴于患者脐孔上。外用纱布覆盖，胶布固定。每天换药1次。

【说明】敷药后患者宜吃热粥，以助药力，得微汗出则疗效佳。

方4

【组成】紫苏叶、贯众、薄荷、生姜、葱白各等量。

【用法】将上药共捣烂如膏状，取15～20g敷脐。每天换药1次。

（四）胃肠型感冒

方

【组成】当归、川芎、白芷、陈皮、苍术、厚朴、半夏、麻黄、枳壳、桔梗各3g，干姜、吴茱萸各1.5g，甘草1g，散阴膏2贴。

【用法】上方中除散阴膏外，共碾成细末，过筛，贮瓶备用。用时取药末适量以温开水调和如膏状，敷于患者的脐孔内，将散阴膏温化后，分别贴于肚脐及背部第5、6胸椎上。每2天换药1次。

【说明】本方适用于内伤生冷、外感风寒所致的胃肠型感冒。症见恶寒发热，头身疼痛，腹部胀满，或呕吐泄泻，苔白腻，脉濡缓。

（五）经期感冒

方

【组成】柴胡9g，当归、川芎、白芍、桂枝各6g，葱白适量。若寒凝血脉，少腹胀痛者，加桃仁、制香附各 6g。

【用法】上药除葱白外，其余药物共碾成细末，装瓶备用。用时取药末 15g 同葱白适量共捣烂如膏状，敷于脐孔上，外盖纱布，胶布固定。每天换药 1 次。

【说明】本方适用于经期感冒，症见寒热往来、胸胁满闷、恶心呕吐、头痛、腰痛、苔薄白、脉浮。

咳 嗽

咳嗽是呼吸系统的常见症状，中医学有“有声无痰为咳，有痰无声为嗽”的说法。但临床上多为痰、声并见，难以截然分开，故统称为咳嗽。咳嗽的病因比较复杂，主要分为外感咳嗽和内伤咳嗽两类。外感咳嗽多由风寒袭肺、风热犯肺、燥邪伤肺等外因引起；内伤咳嗽多由他脏有病累及于肺所致，如脾失健运、肾气不足、肺胃虚寒等，导致肺失宣肃，肺气上逆，发为咳嗽。

在现代医学中，上呼吸道感染、支气管炎、支气管扩张、肺炎、肺结核等以咳嗽为主要表现的，均可参照本篇辨证施治。

（一）风热犯肺型

方 1

【组成】桑叶、菊花、杏仁、连翘、桔梗、甘草、薄荷、芦根各适量，蜂蜜 1 匙。

【用法】将前 7 味药共碾成细末，用芦根煎液和蜂蜜调和成膏状，直接敷于患者脐孔上，外盖纱布，胶布固定。每天换药 1～2 次。

【说明】本方适用于风热犯肺型咳嗽，症见咳嗽，咳吐白黏痰或黄稠痰，咳而不爽，口渴，发热，或兼咽痛，头痛，微恶风寒，舌质红或淡，苔薄黄，脉浮数。

方 2

【组成】鲜地龙 10 条，白糖、面粉各适量。

【用法】地龙放于碗中，撒上白糖，片刻地龙体液外渗而死，入面粉和成膏，制成直径 3cm 药饼，贴于脐上。每次 4～6 小时，每天 2 次，连用 2～3 天。

【说明】本方适用于咳嗽痰黄、气急气促。

方 3

【组成】决明子 90g，莱菔子 30g。

【用法】共捣为末。敷脐。外用纱布包扎。

【说明】本方适用于肺热咳嗽，症见咳嗽痰黄、发热、咽痛、气促等。

（二）风寒袭肺型

方 1

【组成】杏仁、紫苏叶、半夏、陈皮、甘草、桔梗、前胡、枳壳、茯苓各3g，生姜 12g，大枣 3 枚，连须葱白、生莱菔汁（即生萝卜汁）各适量。

【用法】将前 9 味药物共碾成细末，与生姜和连须葱白混合共同捣烂，加少量蜂蜜、生莱菔汁和大枣煎液，调和成膏状，旋即敷于患者的肚脐上，盖以纱布，胶布固定。每天换药 1～2 次。

【说明】本方适用于风寒袭肺型咳嗽，症见咳嗽声重、咳痰稀薄色白，伴有头痛恶寒、肢体酸楚、舌淡苔薄白、脉浮或浮紧。

方 2

【组成】制半夏、白果仁各 10g，杏仁、细辛各 6g，生姜适量。

【用法】将前 4 味药共研末，加姜汁调为糊状，外敷脐部。每天换药 1 次。

【说明】本方适用于肺寒咳嗽。

方 3

【组成】麻黄、杏仁、生甘草、黄芩各等量。

【用法】上药共研细末，每次 2g，用适量蜂蜜调和成膏涂脐，常规方法固定。每天换药 1 次。

【说明】本方适用于风寒咳嗽。

方 4

【组成】白芥子、麻黄、肉桂各 5g，细辛、半夏各 3g，丁香 0.5g。

【用法】将上药共研细末，先将脐部以 75% 乙醇消毒后取药末纳入脐内，盖以纱布，胶布固定。每天 1 次，直至病愈。

【说明】本方适用于风寒咳嗽。

（三）肺虚久咳型

方 1

【组成】罂粟壳 30g，蜂蜜适量。

【用法】将罂粟壳研为细末，装瓶密封备用。用时取药末适量，以蜂蜜调和成膏状，直接敷于脐孔上，外以纱布覆盖，胶布固定。每 2 天换药 1 次。

【说明】本方适用于肺虚久咳型咳嗽，症见咳嗽日久、干咳无痰或少痰、咽干、喉痒、苔少、脉细数。罂粟壳味酸、涩，性平，能敛肺虚耗之气而止咳逆，只宜暂用，不能久敷，以免成瘾。

方 2

【组成】五倍子 30g，蜂蜜适量。

【用法】将五倍子研为细末，贮瓶备用。用时取药末适量，加入蜂蜜调和如膏状，敷于患者的脐孔上，盖以敷料，胶布固定。每 2 天换药 1 次。

（四）内伤肺肾型

方 1

【组成】刺五加、艾叶各 12g，淫羊藿、毛冬青各 20g，五香血藤 15g，木香 6g，青风藤 3g，葱白 3 寸，食盐适量。

【用法】将前 7 味药物混合碾成粗末，加入食盐和葱白（切碎），在锅内炒热，用布包裹趁热熨于患者的肚脐上，外用绷带固定。每天换药 1 次，5 次为 1 个疗程。

方 2

【组成】千层塔、胖血藤、麻黄根各 12g，木香、铁筷子根各 10g，葱白 2 寸，凡士林适量。

【用法】将前 5 味药物共碾成细末，贮瓶备用。用时取药末适量，加入葱白捣烂，以凡士林调和成膏状，敷于脐孔上，盖以纱布，胶布固定。每天换药 1 次，5 次为 1 个疗程。

（五）肺胃痰湿型

方

【组成】吴茱萸、丁香各 15g，肉桂 30g，冰片 1g。

【用法】将上药共研成粉末，装入有色瓶内密封备用。北方患者于白露后，南方患者于寒露后，取药粉适量填入脐中，以脐满为度，外用胶布或伤湿止痛膏贴封。2～3 天换药 1 次，10 次为 1 个疗程。每疗程之间间隔 5～7 天，连贴 4～6 个疗程，直至次年春暖花开。

【说明】本方适用于肺胃虚寒所致痰湿咳嗽。急性发作时可配合内服药物疗法。

（六）慢性支气管炎

方 1

【组成】麻黄 15g，公丁香、肉桂各 3g，苍耳子 5g，半夏、白芥子各 6g。

【用法】将上药研为细末，过筛，装瓶密封备用。用时取药末适量，用脱脂药棉薄裹如小球，塞入患者脐孔内，外以胶布封贴。每 2 天换药 1 次，10 天为 1

个疗程。

【说明】贴药期间，若觉脐孔灼热发痒时，应立即揭下贴药，待过1～2天脐孔不痒时再换药球贴之。

方 2

【组成】白术6g，党参、干姜、炙甘草各3g。

【用法】将以上药物烘干共碾成细末，直接敷于患者的肚脐上，外盖纱布，胶布固定。每3天换药1次，3次为1个疗程，一般用药1个疗程症状可减轻或消失，可间隔7天再做第2个疗程，以巩固疗效。

哮 喘

哮喘是以呼吸急促、反复发作的喘息（呼吸时类似哨音的响声），甚至张口抬肩，难以平卧为特征的一类疾病，多呈发作性。它可以是一种独立的疾病，也可以是其他疾病的并发症状。本病的病因很复杂，常与过敏有关。从中医的角度来看，本病的发生主要与素体虚弱、痰浊内盛和外感风寒、风热之邪有关，以致痰阻气道，肺失肃降，气机升降失常而发为哮喘。在施治上，中医一般将哮喘分为实喘和虚喘进行辨证施治。实喘多因外邪侵袭、痰浊阻滞等实证所致，其又分为寒性哮喘和热性哮喘。寒性哮喘多因外感风寒之邪，或素体阳虚，寒痰内伏，遇寒而发，表现为呼吸急促、喉中哮鸣有声、痰液清稀、畏寒肢冷等症状，治疗以温化寒痰为主；热性哮喘则多因外感风热之邪，或痰热素盛，遇热而发，表现为呼吸急促、喉中哮鸣有声、痰液黄稠、身热口渴等症状，治疗以清热化痰为主。虚喘则多因肺肾两虚等虚证所致，治疗以培补摄纳为主。

现代医学的支气管哮喘、喘息性支气管炎、肺炎、肺气肿、肺源性心脏病等疾病以哮喘为主要症状者，可参照本篇辨证施治。

（一）寒性哮喘

方 1

【组成】细辛、苍耳子、延胡索（醋炒）各4g，麻黄15g，吴茱萸、公丁香、白芥子、肉桂各3g。

【用法】将以上诸药混合共碾成细末，过筛，装瓶密封备用。用时取药末适量，填满患者脐窝，外用胶布封贴。每2天换药1次，7次为1个疗程。

【说明】本方适用于寒性哮喘，症见胸闷、呼吸急促、喉间痰鸣、咳嗽、吐痰清稀色白，或恶寒、舌淡苔薄白、脉滑或浮滑。

方 2

【组成】麻黄、吴茱萸、白芥子各 15g，姜汁适量。

【用法】将麻黄、吴茱萸和白芥子共碾成细末，过筛，贮瓶备用。用时取药末适量，以姜汁调和成糊状，塞入患者脐孔内，盖以纱布，外以胶布固定。每 2 天换药 1 次，6 次为 1 个疗程。

【说明】本方适用于风寒束肺所致的支气管哮喘。

方 3

【组成】麻黄、肉桂、公丁香各 12g。

【用法】将上药混合共碾成细末，装瓶备用。用时取药末适量，以水调成膏状，敷于患者的脐孔上，纱布覆盖，胶布固定。每天换药 1 次，10 次为 1 个疗程。

【说明】本方适用于风寒束肺所致的慢性支气管哮喘。

方 4

【组成】白芥子、半夏、麻黄、肉桂、公丁香各适量。

【用法】将以上诸药混合共碾成细末，过筛，贮瓶密封备用。临用前，将患者的脐部皮肤用 75% 乙醇洗擦干净，取药末适量，填满脐窝，外以敷料覆盖，胶布固定。每天换药 1 次，7 次为 1 个疗程。

【说明】本方适用于风寒束肺所致的慢性支气管哮喘。

（二）热性哮喘

方 1

【组成】麻黄、生石膏、甘遂、杏仁、白芥子、白矾各等量，陈醋适量。

【用法】将前 6 味药物混合共碾成细末，贮瓶密封备用。用时取药末适量，以陈醋调和如泥状，敷于患者肚脐上，盖以纱布，胶布固定。每天换药 1 次，7 次为 1 个疗程。

【说明】本方适用于热性哮喘，症见胸闷、喉间痰鸣、喘咳频作、痰多色黄、咽干、舌苔黄、脉浮滑数。敷药后脐部若有水疱发生，可将药物去掉，用 75% 乙醇消毒皮肤，再用消毒针将水疱挑破，涂以甲紫药水，以免发生感染。孕妇禁用。

方 2

【组成】白果、紫苏子、地龙、佩兰、川椒、野荞麦根各等量。

【用法】将上药共研细粉，每次 1g，白酒调敷脐孔，常规固定。每天换药 1 次。

【说明】本方适用于肺热内蕴所致的哮喘。

方 3

【组成】金沸草、代赭石各 50g，米醋适量。

【用法】将前2味研细末，加米醋调糊敷于脐中、定喘穴，常规方法固定。每天3～5次。

【说明】本方适用于肺热内蕴所致的痰多咳喘。

方4

【组成】麻黄10g，杏仁9g，生石膏15g，甘草6g。

【用法】上药共研末，每天3次，温水调敷脐部。每天换药1次。

【说明】本方适用于肺热咳喘。

（三）肾虚哮喘

方1

【组成】补骨脂、小茴香各15g，扶阳膏适量。

【用法】将补骨脂和小茴香混合共碾成细末，贮瓶密封备用。用时将膏药置水浴上溶化后，加入适量药末，搅匀，分摊于纸上或布上，趁热贴于患者的肚脐上，外用胶布固定。每3天更换1次，5次为1个疗程。

【说明】本方有补肾纳气之功，适用于肾虚哮喘，症见喘促日久、动则喘甚、呼多吸少、气不得续、消瘦乏力、汗出肢冷、舌淡苔白、脉沉弱。

方2

【组成】黑锡丹30g，扶阳膏1贴。

【用法】将黑锡丹研为细末，贮瓶备用。用时取药末适量，填满患者脐孔，再将扶阳膏温化，贴于肚脐处，外用胶布固定。每3天换药1次，6次为1个疗程。

【说明】本方适用于肾阴衰竭型哮喘，症见喘急面红、呼长吸短、咽干、烦躁、肢冷、汗出如油、舌红少津、脉细数。

方3

【组成】健脾膏1贴，温肺膏2贴，扶阳膏1贴。

【用法】将以上膏药温化，健脾膏贴于患者的肚脐上，温肺膏贴于胸口及背部第6、7胸椎处，扶阳膏贴于小腹部。每3天换药1次，6次为1个疗程。

【说明】本方适用于肺肾两虚型哮喘，症见喘促短气、咳声低微，甚至呼多吸少、气不得续、动则喘息加重、汗出肢冷、形体消瘦、精神疲惫，或见心悸、浮肿、小便不利、舌质淡、脉沉弱无力。

方4

【组成】华山参500g，硫黄粉、甘草各50g，白芍、白术各20g，白矾粉10g，95%乙醇适量。

【用法】华山参用乙醇渗滤，渗滤液回收乙醇，浓缩至稠膏约60g，加入等量淀粉，混合烘干研末。将甘草、白术、白芍用水煎煮2次，煎液混合浓缩成膏，加入硫黄粉、白矾粉烘干研末即得硫甘三白散。将上述两种粉末混合均匀，贮瓶密封备用。用时取药末适量，将患者脐孔皮肤用温开水洗净后，直接填入脐孔，盖以棉球，外以胶布封贴，每天1次。

【说明】本方适用于肺肾两虚所致的支气管哮喘或慢性支气管炎。

咯　血

喉部以下呼吸道，血管破裂出血，经咳嗽自口腔咯出，属血证范畴。

方1

【组成】鲜茜草根10g。

【用法】上药捣烂敷脐，常规方法固定。每天1次，连用5天。

【说明】本方适用于血热咯血。

方2

【组成】大蒜、生附子各适量。

【用法】生附子研细末，与大蒜共捣如烂泥状，贴脐和涌泉穴。

方3

【组成】生大黄10g，陈醋适量。

【用法】将生大黄烘干，研末，用醋调成膏，纱布包裹，敷神阙穴。纱布覆盖，胶布固定。2～3天换药1次，3次为1个疗程。

【说明】本方适用于血热咯血。

方4

【组成】桑寄生、栀子各等份。

【用法】将上药捣碎敷脐部，盖以纱布，胶布固定。

高血压

高血压病是以体循环动脉血压升高为主要表现的全身性疾病，可分为原发性高血压和继发性高血压。原发性高血压发病机制不明确，可能与遗传、环境等多种因素有关，占所有高血压的90%以上。头痛、头晕、乏力是高血压比较常见的一般症状。患者可伴有心、脑、肾等脏器的功能性或器质性损害，有相应的临床表现。本病属于中医学“眩晕”“头痛”等范畴。

方1

【组成】胆汁制吴茱萸500g，龙胆草醇提取物6g，硫黄、朱砂各50g，醋制白矾 100g。

【用法】将以上诸药混合共碾成细末，装瓶备用。取药前先将患者脐孔皮肤用温水洗净，取药末 0.2g 左右，倒入脐窝内，盖以棉球，外用胶布封贴。每周换药 1 次。

【说明】孕妇慎用。

方 2

【组成】白芷、川芎、吴茱萸各等量。

【用法】将以上药物混合碾成细末，装瓶备用。用时取药末适量，以温开水调和如膏状，敷于患者脐孔内，盖以纱布，胶布固定。每天换药 1 次，10 次为 1 个疗程。

方 3

【组成】珍珠母、槐花、吴茱萸各等量，米醋适量。

【用法】将方中前 3 味药共研为细末，过筛，贮瓶密封备用。用时取药末适量，以米醋调和如膏状，分别敷于患者脐孔及双侧涌泉穴，盖以纱布胶布固定。每天换药 1 次，10 次为 1 个疗程。

方 4

【组成】吴茱萸、藁本各 20g。

【用法】上药共研细末，纳脐中以麝香止痛膏固定。3 天换药 1 次。

【说明】本方适用于头痛头晕、高血压。

脑卒中

脑卒中是一种以突然昏仆，不省人事，伴口眼㖞斜、半身不遂、语言不利，或不经昏仆而仅以㖞僻不遂为主症的疾病。因本病发病急骤，症状多端，变化迅速，与风性善行数变的特征相似，故又名中风。本病的发生多由于恼怒伤肝，或饮酒饱食，或房劳过度而引起。病情有轻重缓急的差别，临床上常将中风分为中经络和中脏腑两大类。中经络，一般无神志改变而病轻；中脏腑，常有神志不清而病重。中脏腑一般分为阳闭、阴闭进行论治。

现代医学之脑出血、脑血栓形成、脑梗死、脑血管痉挛等多种脑血管疾病，均可参照本篇辨证施治。

（一）中经络

方 1

【组成】藏红花、老鹳草、刘寄奴各 12g，毛冬青 15g，蟑螂 3 个。

【用法】将以上诸药共研为细末，以鸡蛋清调和如膏状，敷于患者脐孔上，盖以纱布，胶布固定。每 3 天换药 1 次，5 次为 1 个疗程。

【说明】本方适用于中风之中经络，症见得病之初不经昏倒（或仅有短暂的迷糊失神），而见口眼㖞斜、肢体麻木沉重、活动不利，或半身不遂。

方 2

【组成】大皂角、豨莶草各 6g，乌梅 12g，薄荷 3g。

【用法】将上药混合共研为细末，用水调和成膏状，敷于患者脐孔内，盖以纱布，胶布固定。每 3 天换药 1 次，5 次为 1 个疗程。

方 3

【组成】天南星、黄芪各 12g，雄黄 6g，胡椒 3g。

【用法】将上药共碾成细末，装瓶备用。用时取药末适量，以温水调和成泥状，敷于患者肚脐上，盖以纱布，胶布固定。每天换药 1 次，10 次为 1 个疗程。

（二）中脏腑

方 1

【组成】大夜关门根 20g，天胡荽、野菊花根各 30g，艾叶 10g，大蒜 1 个，食盐适量。

【用法】将上药混合捣烂，在锅内炒热，用布包裹，趁热熨于患者脐部，外用绷带包扎固定。每天换药 1 次。

【说明】本方适用于中风之中脏腑，症见突然昏倒，不省人事，继而出现口眼㖞斜，半身不遂，舌强言謇，苔白腻或黄腻，脉滑缓或弦数。

方 2

【组成】白花蛇舌草、鸡血藤各 20g，丝瓜络 30g，重楼 6g，白酒、陈醋各适量。

【用法】将方中前 4 味药共碾成细末，加入白酒和陈醋调成膏状，取适量敷于患者脐部，以纱布覆盖，胶布固定。每天换药 1 次。

方 3

【组成】钩藤、石南藤、卷柏、骨碎补各 12g，舒筋草、葎草各 30g，桂枝 9g，松节 6g。

【用法】将上药混合共碾成极细粉末，以凡士林调和如膏状，敷于患者肚脐上，盖以纱布，胶布固定。每天换药 1 次。

方 4

【组成】桑寄生、香樟皮各 15g，麻布袋各 20g，山乌龟、闹羊花根各 12g，生姜汁适量。

【用法】将方中前 6 味药碾成细末，以生姜汁调和成泥状，敷于患者脐孔上，用敷料覆盖，胶布固定。每天换药 1 次。

方 5

【组成】清阳膏 3 贴。

【用法】将清阳膏温化后，分别贴于患者肚脐、胃脘及第 6、7 胸椎上。每 3 天更换 1 次。

【说明】本方适用于中脏腑之阳闭。症见突然昏倒、不省人事、牙关紧闭、大小便闭、肢体强痉、面赤身热、气粗口臭、躁扰不宁、苔黄腻、脉弦数。

方 6

【组成】巴豆 2 粒。

【用法】将巴豆研为细末，填入患者脐孔内，外用胶布封贴。每 2～3 天更换 1 次。

【说明】本方适用于中脏腑之阴闭。症见突然昏倒、不省人事、牙关紧闭、口噤不开、两手握固、大小便闭、肢体强痉、面白唇暗、静卧不烦、四肢不温、痰涎壅盛、苔白腻、脉滑缓。本品仅限医师指导下使用。

方 7

【组成】石菖蒲、川芎、羌活各 50g，冰片 5g，牛黄 3g，蜂蜜 5g。

【用法】将前 5 味药共研细粉，每次取蜂蜜 5g 调敷脐，常法固定。每天换药 1 次。

【说明】本方适用于中风痰厥，神志不清。

（三）中风偏瘫

方 1

【组成】制马钱子 2.5g，芫花、白附子、白僵蚕、全蝎各 10g，川乌、雄黄、胆南星各 6g，白胡椒 3g。

【用法】上药混合共研为细末，贮瓶备用。用时取药末适量，以黄酒调成泥状，涂于患者脐孔内及牵正穴上，盖以油纸，外用胶布封贴。每 2 天换药 1 次，6 次为 1 个疗程。

【说明】本方适用于中风后遗症，口眼㖞斜。牵正穴位于耳垂前 0.5～1 寸处。

方 2

【组成】大活络丹 1 粒。

【用法】大活络丹加白酒调敷脐孔，常规方法固定。每天换药 1 次。

【说明】本方适用于中风之半身不遂。

方 3

【组成】马钱子 50g，芫花 20g，雄黄、白胡椒各 2g，川乌 12g，胆南星 5g，白附子 3g。

【用法】先将马钱子放砂锅内，加水与绿豆少许，放火上煎熬，待豆熟，将马钱子捞出，剥去皮毛，打成碎块。然后，在铁锅内放沙，炒热，入马钱子碎块于沙内，用木棒不停地搅拌，马钱子呈黄褐色时（不可炒黑，黑则无效），取出与诸药混合粉碎为末，过筛后备用。取药末 10～15g，撒布于 6～8cm² 胶布中间（2 块），分贴于神阙、牵正穴位上。2 天换药 1 次。

【说明】本方适用于中风口眼㖞斜。

方 4

【组成】天南星、黄芪各 12g，雄黄 6g，胡椒 3g。

【用法】将以上各药共研细末，用水调湿敷肚脐。

【说明】本方适用于中风之半身不遂。

（四）中风失语

方 1

【组成】玉蝴蝶、桔梗、薄荷各 10g，白芷 6g。

【用法】加水煎煮上方，去渣取汁。将洁净纱布浸泡于药汁中，取出敷于神阙穴、肺俞穴。每天 1 次。

方 2

【组成】石菖蒲、远志、薄荷、胆南星各等量，姜汁适量。

【用法】将前 4 味药共研细粉，每次 2g，用生姜汁调敷脐内，常法固定。每天换药 1 次。

方 3

【组成】玫瑰、蜂蜜各 20g，柠檬 10g。

【用法】上药混合共捣烂，取适量填于脐窝，外用胶布封贴。每天 1 次。

胸　痹

因阴寒、痰浊等痹阻胸阳，以胸部闷痛为主证。

方 1

【组成】石菖蒲、生山楂、川芎、赤芍、党参、葶苈子各 100g，郁金 150g。

【用法】前 6 味药共用 4000ml 水浸 2 小时，煎 30 分钟，取 2 次煎取液混合浓缩，加郁金烘干，压粉，每次取 0.2g，放入脐中，上压一干棉球，胶布固定。24 小时换药 1 次。

【说明】本方适用于冠心病胸痹。

方 2

【组成】檀香、细辛各等份。

【用法】将上 2 味药研粉，用酒调成糊状敷在脐部。

【说明】本方适用于冠心病心绞痛。

方 3

【组成】山楂浸膏 20g，甘草浸膏 8g，葛根浸膏 10g，白芍 270g，厚朴 100g，鸡血藤挥发油 6ml，细辛挥发油 1ml，乳香、没药醇液 70ml，冰片少许，黄酒适量。

【用法】将白芍、厚朴研细末，上加余药混匀后阴干。先将脐部洗净，擦干，然后取药末 0.2g，用黄酒调匀成糊状，放于脐眼内，上用胶布覆盖。2 天换药 1 次，7～10 天为 1 个疗程。

【说明】本方适用于心绞痛。

第二节
消化系统病症

伤　食

伤食又称食伤，现代医学称为消化不良，泛指因饮食不节、损伤脾胃所致的以胸脘痞闷、嗳气腐臭、厌食、恶心欲呕、泄泻、苔腻等为主要表现的病证。

本病的形成多因暴饮暴食，饮食无度，或过食生冷油腻，或饮酒过度，嗜食辛辣厚味，以及素体虚弱，脾胃运化功能失常，而致食停不化所致。临床上分为食滞胃脘、伤冷食、伤热食、脾胃虚弱等类型。

（一）食滞胃脘

方 1

【组成】莱菔子、枳实、麸皮、食盐各适量，金仙膏 1 贴。

【用法】将金仙膏加温软化，贴于患者的肚脐上（每 2～3 天更换 1 次）。再将莱菔子和枳实混合共碾成粗末，加入食盐、麸皮，在锅内炒热，用布包裹，趁热熨于患者的腹部，冷则再炒再熨，持续 40 分钟，每天 2～3 次。

【说明】本方适用于食滞胃脘，症见胸脘痞闷、嗳气腐臭、厌食、恶心呕吐、泄泻、苔腻。

方 2

【组成】苍术、香附、厚朴、半夏、陈皮、枳壳、山楂、麦芽、神曲、莱菔子、紫苏叶、生姜、食盐各适量，金仙膏 1 贴。

【用法】将金仙膏加温软化，贴于患者的肚脐上（每 2～3 天更换 1 次）。剩余的药物混合共碾成粗末，在锅内炒热，用布包裹，趁热熨于腹部，冷则再炒再熨，持续 40 分钟，每天 2～3 次。

（二）伤冷食

伤冷食方

【组成】木香、丁香、砂仁、草果、莱菔子、枳实、麸皮、食盐各适量，金仙膏 1 贴。

【用法】将金仙膏加温软化，贴于患者的肚脐上（每 2～3 天更换 1 次）。剩余的药物共成粗末，在锅内炒热，用布包裹，熨于腹部，冷则再炒再熨，持续 40～60 分钟，每天热熨 2～3 次。

【说明】本方适用于伤冷食，症见胸闷、嗳气吞酸、厌食、口淡不渴，或呕吐清水、腹痛泄泻、喜温恶寒，舌淡苔白滑、脉沉迟。

（三）伤热食

伤热食方

【组成】黄芩、黄连、天花粉、青黛、莱菔子、枳实、麸皮、食盐各适量，金仙膏 1 贴。

【用法】将金仙膏加温软化，贴于患者的肚脐上（每 2～3 天更换 1 次）。剩余的药物混合共碾成粗末，在锅内微炒，香气出即可，用布包裹，熨于上腹部，外用胶布固定，每天换药 1 次。

【说明】本方适用于伤热食，症见脘腹闷、吞酸嘈杂、口臭、食少、喜冷饮，或食入即吐，舌质红、苔黄、脉滑数。

（四）脾胃虚弱

方 1

【组成】黄芪、白术、陈皮、党参、柴胡、升麻、炙甘草、当归、栀子各适量，健脾膏 1 贴。

【用法】以上诸药除健脾膏外，其余药物混合共碾成粗末，在锅内炒热，用布包裹，趁热熨于患者的肚脐上，外用胶布固定，另将健脾膏温化后贴于上脘穴。每 2 天换药 1 次。

【说明】本方适用于食积日久，脾胃虚弱。症见发热，食少乏力，便溏，面色萎黄，舌淡，脉细弱。上脘穴在上腹部，前正中线上，当脐中上 5 寸。

方 2

【组成】党参、白术、炙甘草、半夏、陈皮、香附、木香、砂仁、益智、厚朴、神曲、干姜各适量，金仙膏 2 贴。

【用法】以上药物除金仙膏外，混合共碾成细末，贮瓶备用。用时取药末适量，在锅内炒热填满患者脐孔，再将金仙膏加温软化，分别贴于肚脐及上脘穴。每 2 天换药 1 次。

【说明】本方适用于脾胃虚弱型伤食，症见饮食稍有不慎即胸脘痞闷、嗳气腐臭，甚则恶心呕吐、泄泻、面色萎黄、倦怠乏力、舌质淡、脉弱。

腹 胀

腹胀的产生，多因于情志不遂，以致肝失疏泄，气机郁滞，或饮食失节，贪凉饮冷，过食生冷瓜果，或过食肥甘酒酪，损伤脾胃，以致运化功能失常，而致腹部胀满不适。临床上通常分为寒湿困脾、湿热阻滞、气滞不通、瘀血停滞、脾虚虚弱 5 种类型。

（一）寒湿困脾

方 1

【组成】厚朴、吴茱萸、半夏、干姜各适量，金仙膏 2 贴。

【用法】将方中前 4 味药混合共碾成细末，过筛，贮瓶备用。用时取药末适量，以温开水调成糊状，敷于患者的脐孔内，外用金仙膏封贴，同时将另一贴金仙膏贴于胃脘处。每 3 天换药 1 次。

【说明】本方适用于寒湿困脾型腹胀，症见脘腹胀满、口腻纳呆、泛恶欲呕、头重身困、苔白腻或白滑、脉濡缓或沉细。

方 2

【组成】吴茱萸、小茴香各 10g，干姜 8g，胡椒、乌药各 5g，木香 2g。

【用法】将上药烘干研为细末，装瓶备用。用时取药末适量，加入食醋调成糊状，以脐为中心将药摊开，药上加盖纱布或塑料布后，放置热水袋热敷，用药 10 分钟后，稍加压按摩腹部，以协助肠管蠕动排气，敷用时间一般持续 4～6 小时。此间如敷药干燥，可用醋调后再继续使用。用药过程中，患者无任何不适，并可因温热刺激舒适而入睡。

【说明】本方适用于寒性顽固性腹胀，症见精神萎靡、气微而喘、腹胀如鼓，多属虚寒腹胀。

方 3

【组成】小茴香 75g，吴茱萸、干姜、公丁香各 50g，肉桂、硫黄各 30g，荜茇 25g，栀子 20g。

【用法】将上药共研为细末，在锅内炒热，用布包裹，熨于患者的肚脐上。每次 30～60 分钟，每天 2～3 次。

【说明】本方有温中祛寒之功。也可用此药粉 30g 加白酒适量调成糊状，敷脐治疗急性胃肠炎，有良效。孕妇慎用。

方 4

【组成】法半夏 3g。

【用法】以姜汁调药粉成膏贴脐，常规方法固定。

【说明】本方适用于寒湿中阻、气机阻滞所致的胸腹胀满，恶心呕吐。

（二）湿热阻滞

方 1

【组成】厚朴、黄连、栀子、枳壳、大黄、金仙膏药各适量。

【用法】将方中前 5 味药混合共碾成极细粉末，装瓶备用。同时将金仙膏药置水浴上温化，加入适量药末，搅匀，分摊于布上，趁热贴于患者的肚脐及胃脘 2 个部位。每 3 天更换 1 次。

【说明】本方适用于湿热壅滞型腹胀，症见脘腹胀满不舒、大便秘结或便溏不爽、小便短赤、舌苔黄腻、脉濡数。

方 2

【组成】大蒜、蜗牛、皂角刺各适量。

【用法】诸药捣烂如泥贴脐中，干后换之。

【说明】本方适用于湿热阻滞所致的腹胀、大小便不利。

（三）气滞不通

方 1

【组成】枳壳、厚朴各 30g。

【用法】将上药共碾成细末，过筛，装瓶备用。用时先将患者脐孔皮肤用温开水洗净，取药末适量，趁湿填满脐窝，外用胶布或伤湿止痛膏封贴。每 2 天换药 1 次。

【说明】本方适用于气滞型腹胀。一般用药 2 次后腹胀即可明显减轻。

方 2

【组成】麝香 0.5g，冰片 3g，葱白 1 握，菜油 200ml。

【用法】将麝香和冰片共研为细末，纳入患者脐孔内，盖以薄纸片、棉球，外用胶布封贴，再用热水袋熨于肚脐处。每次 30～60 分钟，每天 2～3 次。同时配合内服葱油合剂（将葱白捣烂如泥，拌菜油，滤渣取油，蒸去油腥味），每次 5～10ml，每天换药 2～3 次。

【说明】本方适用于腹胀，对老年患者尤宜。孕妇禁用。

方 3

【组成】猪肝半个，鸡内金、香橼各 9g，砂仁、沉香各 3g，生姜 60g，大蒜 3 瓣。

【用法】上药共捣碎，做成饼状贴脐眼。

【说明】本方适用于气滞不畅所致的腹胀。

（四）瘀血停滞

方

【组成】厚朴、当归、川芎、五灵脂、桃仁、红花各适量，金仙膏2贴。

【用法】将方中前6味药混合共碾成细末，装瓶备用。用时取药末适量，加入温开水调成糊状，直接敷于患者的脐孔内，外用金仙膏封贴，同时将另一贴金仙膏贴于胃脘处。每3天换药1次，3次为1个疗程。

【说明】本方适用于瘀血停滞型腹胀，症见脘腹胀满、食后更甚、或见吐血便血、舌质紫黯、脉涩。孕妇慎用。

（五）脾胃虚弱

方

【组成】厚朴、党参、麦芽、神曲、三棱、金仙膏药各适量。

【用法】将前5味药混合共碾成细末，过筛，装瓶密封备用。用时将金仙膏药置水浴上溶化后，加入适量药末，分摊于纸上或布上（每贴重20～30g），趁热贴于患者的肚脐及胃脘2个部位。每3天更换1次。

【说明】本方适用于脾虚型腹胀，症见腹部胀满朝轻暮重、食少身倦、言语轻微、二便清利、舌淡体胖大、苔薄、脉细弱。孕妇禁用。

呕　吐

呕吐是由于胃失和降、气机上逆所引起的一种常见的病证。本病发生的主要原因是感受风、寒、暑、湿及秽浊之邪，内伤生冷或恣食肥甘及不洁之物，情志不舒，劳倦过度，损伤脾胃，引起胃气上逆而发生呕吐。

通常将呕吐分为虚实两类。实证包括外邪犯胃、饮食停滞、痰饮内阻、肝气犯胃，治宜祛邪为主；虚证包括脾胃虚寒、胃阴不足，治宜扶正为主。

现代医学之急性胃肠炎、贲门失弛缓症、胃神经官能症、肝炎、胆囊炎以呕吐为主症的，均可参照本篇进行施治。

（一）寒邪犯胃

方1

【组成】炒吴茱萸30g，生姜12g，葱白10余根。

【用法】将吴茱萸研为细末，和生姜、葱白共捣烂如膏状，蒸热后敷于患者的肚脐上，外用纱布覆盖，胶布固定。每天换药1次。

【说明】本方适用于寒邪犯胃所致的呕吐，症见突然呕吐、或发热恶寒、头身疼痛、胸脘满闷、苔白腻、脉濡缓。一般敷药 1 小时左右呕吐即可停止。若配合艾灸则收效更捷。

方 2

【组成】硫黄 30g，蓖麻子 7 粒。

【用法】将上药混合共碾成细末，装瓶备用。用时取药末 6～9g，以温开水调和成泥状，直接敷于患者的脐孔上，盖以纱布，胶布固定，再用热水袋熨于肚脐处，持续 40 分钟。每天换药热熨 1 次。孕妇慎用。

方 3

【组成】葱白 1 握，食盐少许。

【用法】将葱白捣烂，加入食盐调和均匀，蒸熟后敷于患者的肚脐上，盖上敷料，胶布固定。每天换药 1 次。

【说明】大葱味辛，性温，归肺、胃经，有发汗解表、散寒通阳之功，配合食盐蒸熟外敷脐部，以散寒邪，通达阳气，达到止呕的目的。

方 4

【组成】吴茱萸 60g，高良姜 30g，生姜汁适量。

【用法】将吴茱萸、高良姜碾成细末，装瓶备用。用时取药末适量，以姜汁调和如膏状，在神阙、中脘、足三里、劳宫四穴中，任选 1 个或 2 个穴位贴敷，盖以纱布，胶布固定。每天换药 1 次，各穴轮换使用。

【说明】本方适用于寒犯胃脘所致的呕吐，症见呕吐反复发作、时作时止、两胁胀满、善太息、苔薄白、脉弦。敷药的同时，若隔药用艾炷悬灸，则效果更佳。

（二）胃热上逆

方 1

【组成】甘草、丁香、大黄各 15g。

【用法】将以上诸药混合共碾成细末，过筛，贮瓶密封备用。用时取药末适量，加凉开水调和如膏状，旋即敷于患者的脐孔上，盖以纱布，胶布固定。每天换药 1 次。

【说明】本方适用于胃热呕吐，症见突然呕吐、呕出腐秽、口臭难嗅、胃脘灼热、大便秘结、喜冷饮、舌质红苔黄、脉实。

方 2

【组成】金沸草、代赭石各等量，醋适量。

【用法】前 2 味药共研细末，加米醋调糊，敷脐。每天换药 3 次。

【说明】本方适用于呕吐嗳气。

方 3

【组成】大黄、丁香、甘草各等份。

【用法】上药混合，粉碎为末，过筛。取药末 30g，撒布于 3 张黑膏药中间，分别贴敷于神阙、中脘、胃俞。每天换药 1 次。

【说明】本方适用于胃中有热，食后即呕吐。

（三）痰饮内阻

方 1

【组成】生姜 12g，半夏 10g。

【用法】将上药捣烂如膏状，在锅内炒热，分别敷于患者的肚脐及中脘穴，盖以纱布，胶布固定。每天换药 1 次。

【说明】本方适用于痰饮内阻所致的呕吐，症见呕吐痰涎清水、脘闷不适、头晕心悸、苔白腻、脉滑。半夏、生姜有温化痰饮、降逆止呕之功。若配合热水袋熨之，则疗效更好。中脘穴在上腹部，前正中线上，当脐中上 4 寸。

方 2

【组成】生姜、丝瓜藤、艾叶各 30g，葱白 60g，食盐少许。

【用法】将上药混合共捣烂如膏状，直接敷于患者的脐孔上，外盖以敷料，胶布固定。每天换药 1 次。

【说明】本方适用于呕吐实证，症见突然呕吐、或呕吐酸腐、或呕吐清水痰涎、脘腹满闷、或伴有恶寒发热、苔白腻。

方 3

【组成】藿香、陈皮、苍术、厚朴、半夏、大腹皮各适量。

【用法】将上药煎膏，贴于胸口、脐上。

（四）脾胃虚寒

方 1

【组成】吴茱萸 30g，散阴膏 1 贴。

【用法】将吴茱萸研为细末，贮瓶备用。用时将散阴膏加温软化，贴于患者的肚脐上，再取药末适量，用水调成糊状，敷于患者的足心，用纱布覆盖，胶布固定。每 2～3 天换药 1 次。

【说明】本方适用于脾胃虚寒所致的呕吐，症见呕吐较缓、吐声低微、乏力、头晕、大便溏薄、脘腹喜得温按、舌淡胖苔薄、脉细弱。

方 2

【组成】干姜、厚朴、肉桂各 15g，散阴膏 1 贴。

【用法】将干姜、厚朴和肉桂混合共研成细末，装瓶密封备用。用时取药末 3g，加温开水调和成膏状，敷于患者的脐孔中，外用散阴膏封贴。每 2～3 天换药 1 次。

方 3

【组成】健脾膏、温胃膏、散阴膏各 1 贴。

【用法】将健脾膏、温胃膏和散阴膏温化后依次贴于患者的肚脐、胃脘和命门穴上。每 3 天更换 1 次。

【说明】命门穴在腰部，当后正中线上，第 2 腰椎棘突下凹陷中。

方 4

【组成】附子、炮姜、厚朴、半夏、陈皮、当归、川椒各 3g。

【用法】将以上诸药混合共碾成细末，在锅内炒热，用布包裹，趁热熨患者的肚脐，药冷则再炒再熨，持续 40 分钟。每天换药 2～3 次。

（五）食滞胃脘

方 1

【组成】莱菔子、五倍子各 12g，金樱子 21g，葱白、生姜各适量。

【用法】将方中前 3 味药物混合共碾成细末，与生姜和葱白共捣烂如膏状，敷于患者的肚脐上，外以纱布覆盖，胶布固定。每天换药 1 次。

【说明】本方适用于食滞胃脘所致的呕吐，症见病后呕吐反复发作，时作时止，每因饮食不慎或微劳即发。

方 2

【组成】陈佛手、白矾各适量，金仙膏 1 贴。

【用法】先用生姜擦胸口，再将陈佛手、白矾研为末，掺金仙膏贴胸口、脐上。

方 3

【组成】莱菔子、砂仁各 12g，鸡内金 21g，葱白、生姜各适量。

【用法】将前 3 味共研细末，与生姜、葱白共捣烂敷脐上，常规方法固定。每天换药 1 次。

【说明】本方适用于饮食积滞所致的呕吐实证。

呃　逆

呃逆是由于气逆上冲，喉间呃呃连声，声短而频，使人不能自制的一种病证，俗称打嗝。若偶尔发生呃逆者，多能不治而愈；若出现在慢性病过程中，则多为病势转向严重的预兆。

本病的发生多由于饮食不节、过食生冷、恼怒抑郁、气机不利及久病、大病之后胃阴亏虚等因素，导致胃气上逆所致。

方 1

【组成】干姜、附子、丁香、木香、羌活、小茴香各 12g，食盐适量。

【用法】将前 6 味药混合共碾成细末，贮瓶密封备用。用时取药末适量，以温开水调成糊状，敷于患者的脐孔上，盖以纱布，胶布固定。再将食盐炒热，用布包裹，趁热熨于肚脐处，冷则再炒再熨，持续 40 分钟。每天 2～3 次。

【说明】本方适用于寒邪犯胃所致的呃逆，症见呃声沉缓有力、胃脘不舒、得热则减、遇寒更甚、食少、苔白润、脉迟缓。

方 2

【组成】母丁香、肉桂、沉香各 15g，食盐、麦麸各适量。

【用法】将前 3 味药混合共碾成细末，贮瓶备用。用时取药末适量，将患者脐孔用温开水洗净后填满脐孔，盖以纱布，胶布固定。再将食盐和麦麸混合在锅内炒热，用布包裹，趁热熨于肚脐处，冷后再炒热再熨。

【说明】本方适用于脾胃阳虚所致的呃逆，症见呃声低弱无力、气不得续、面色苍白、手足不温、食少困倦、舌淡苔薄白、脉细弱。

方 3

【组成】沉香、丁香、吴茱萸各 15g，生姜汁、蜂蜜各适量。

【用法】将方中前 3 味药混合共碾成细末，装瓶密封备用。同时取药末适量，加入姜汁和蜂蜜调成膏状，直接敷于患者脐孔上，外以纱布覆盖，胶布固定。每天换药 1 次。

【说明】本方适用于脾胃阳虚所致的呃逆日久不愈，或病后呃逆不休，症见呃声短而频繁、舌质淡、苔薄白、脉沉细。

方 4

【组成】吴茱萸、干姜、丁香各 50g，小茴香 75g，肉桂、硫黄各 30g，栀子 20g，胡椒 5g，荜茇 25g。

【用法】上药共研细末，密贮备用。用时取药末 25g，加入等量面粉调成糊膏状，敷脐，上盖纱布，胶布固定。或上用热水袋热敷。每次敷贴 3～6 小时，每天换药 1～2 次。

【说明】孕妇慎用。

泄 泻

泄泻又称腹泻，是指排便次数增多，粪质稀薄，甚至如水样，而粪中不夹脓血，也无里急后重的一种病证。本病的发生多由于感受寒湿暑热之邪，饮食所伤，情志不舒及久病脾胃虚弱，中阳不振，或损及肾阳所致。

临床上根据泄泻的缓急，将该证分为急性泄泻与慢性泄泻两大类。急性泄泻有虚寒泄泻、寒湿泄泻、湿热泄泻；慢性泄泻有脾胃虚弱、肾阳虚衰的区别。

现代医学之急慢性肠炎、结肠炎、克罗恩病等均可参照本篇进行治疗。

（一）虚寒泄泻

多因脾胃虚寒，不便稀溏。

方 1

【组成】肉桂、厚朴各 30g，生姜汁适量。

【用法】将肉桂和厚朴共碾成细末，贮瓶备用。用时取药末适量，以生姜汁调和成膏状直接敷于患者脐孔上，外用纱布覆盖，胶布固定。每天换药 1 次。

【说明】本方适用于寒泻。

方 2

【组成】松香 3g，伤湿止痛膏 1 贴。

【用法】将松香研成细末，纳入患者脐孔内，外用伤湿止痛膏封固。每天换药 1 次。

【说明】本方适用于寒泻。松香味甘、苦，性温，入肝、脾经，外敷有祛湿散寒、解表止泻之功。

方 3

【组成】吴茱萸 24g，生姜汁适量。

【用法】将吴茱萸研为细末贮瓶密封备用。用时取药末适量，以姜汁调成糊状，加温摊于两层 4cm 见方纱布上，将四周折起，贴于患者脐部，用胶布固定。每天换药 1～2 次。

【说明】本方适用于寒泻。吴茱萸有调节胃肠功能、温里祛寒、止痛及帮助消化的作用。

方 4

【组成】炮姜 30g，防风 10g。

【用法】将炮姜、防风碾成细末以温开水调成糊状，直接敷于患者的肚脐上，用纱布覆盖，胶布固定。每天换药 1 次。

【说明】本方适用于寒泻。炮姜味苦、涩，性温，归肝、脾经，有温中止泻之功。

方 5

【组成】大葱 100g，食盐适量。

【用法】将大葱切碎，和食盐混合均匀，在锅内炒热，用布包裹，趁热熨于肚脐上，药冷则更换，重新炒热，持续 40～60 分钟。每天换药 3～4 次。

【说明】本方适用于寒泻。大葱性味辛温，入肺胃经，有发表通阳、解毒之功效。外用热敷有驱寒温肤、和胃利肠等功效。

方 6

【组成】车前子、肉桂各 30g。

【用法】将上药共碾成细末，过筛，装瓶密封备用。用时取药末适量，将患者脐孔皮肤洗净后，趁湿填满脐孔，外用胶布封固。每天换药 1 次。

【说明】本方适用于寒泻。

方 7

【组成】公丁香、干辣椒、花椒壳各 1g，木鳖子 1 粒。

【用法】将上药共碾成细末，以热米汤调和均匀，敷于患者脐孔内，盖以纱布，胶布固定。每天换药 1 次。

【说明】本方适用于寒性水泻。孕妇慎用。

（二）寒湿泄泻

多因过食生冷，泄泻清稀。

方 1

【组成】附子、炮姜各 21g，葱白 6 根，食盐适量。

【用法】将附子和炮姜共碾成细末，葱白切碎，和食盐一起在锅内炒热，用布包裹，趁热熨于患者的肚脐上，外用绷带包扎固定。每天换药 1 次。

方 2

【组成】白术 24g，车前子 30g，金仙膏适量。

【用法】将白术和车前子共碾成细末，贮瓶备用。用时取金仙膏置水浴上溶化加入药末适量，搅匀，分摊于纸上或布上，贴于患者的肚脐及胃脘 2 个部位。每 2 天更换 1 次。

方 3

【组成】苍术、厚朴、陈皮、生甘草各 30g。

【用法】将上药共碾成细末，装入布袋内，置于患者肚脐上，用热水袋熨之，每次 30～60 分钟，每天 2～3 次。

【说明】本方适用于各型泄泻。

（三）湿热泄泻

多因受暑湿之邪，泻下急迫。

方 1

【组成】枯矾 50g，白面 20g，米醋适量。

【用法】枯矾研细末，加入白面和米醋调糊状，敷于脐部及双侧涌泉穴。

【说明】本方适用于湿热泄泻久不愈者。

方 2

【组成】木香 10g，苦参 60g。

【用法】将上药共碾成细末，贮瓶备用。用时取药末 1～2g，用温开水调成糊状，敷于患者肚脐上，外盖纱布，胶布固定。每天换药 1 次。

【说明】本方适用于湿热型泄泻，又可治疗湿热痢。

方 3

【组成】滑石 30g，酒白芍 15g，炙甘草 6g，炮姜 1.5g，牡丹皮汁适量。

【用法】将滑石用牡丹皮汁浸煎收干，加入其余药物共碾成细末，以水调成膏状，敷于患者的肚脐上，外盖纱布，胶布固定每天换药 1 次。

方 4

【组成】醋炙艾叶 5 片，地龙 5 条。

【用法】将上药共捣烂如泥，用火烘热，旋即敷于患者脐孔内，用纱布覆盖，胶布固定。每天换药 1 次。

【说明】本方适用于泄泻。

（四）脾胃虚弱

方 1

【组成】白术、干姜各 30g。

【用法】将上药混合共碾成细末，在锅内炒热，分成 2 份，用布包裹，趁热熨于患者的肚脐及小腹处，外用胶布固定。每天换药 1 次。

【说明】本方适用于脾胃虚弱型泄泻，症见泄泻反复发作、腹中隐痛、纳少乏力、面色不华、舌淡、苔白、脉细弱。

方 2

【组成】乳香、没药各 30g，米粉、陈醋各适量。

【用法】将乳香和没药共碾成细末，贮瓶备用。用时取药末 6g 加入米粉混合均匀，以陈醋调和如膏状。敷于患者的肚脐上，盖以纱布，胶布固定，再用热水袋熨 40 分钟。每天用药热熨 1 次。

（五）肾阳虚衰

方 1

【组成】五倍子 30g，艾叶 20g，生姜 3 片，葱白 2 根。

【用法】将五倍子和艾叶共碾成细末，贮瓶备用。用时取药末适量，加入生姜、葱白共捣烂如膏状，敷于患者的脐孔上，以纱布覆盖，胶布固定。每日换药 1 次。

【说明】本方适用于脾胃虚弱型或肾阳虚衰型泄泻。

方 2

【组成】肉桂、干姜、厚朴各 10g，散阴膏 1 贴。

【用法】将肉桂、干姜和厚朴共碾成细末，贮瓶备用。用时取药末适量，以水调成糊状，敷于患者脐孔内，外用散阴膏封固。每 2～3 天换药 1 次。

方 3

【组成】炮姜、附子、益智、丁香各 10g，散阴膏药适量。

【用法】将方中前 4 味药混合共碾成细末，贮瓶密封备用。用时将散阴膏药用文火化开，加入适量药末，搅匀，分摊于布上（每贴重 20～30g），趁热贴于患者的肚脐上。每 3 天更换 1 次。

方 4

【组成】丁香、硫黄各 4g，白胡椒 3g，绿豆粉 10g，伤湿止痛膏 1 贴。

【用法】将以上诸药共研为细末，过筛，贮瓶密封备用。用时取药末适量，填满患者脐孔，外用伤湿止痛膏封贴。每天换药 1 次。

【说明】孕妇慎用。

（六）急慢性肠炎

方 1

【组成】雄黄、五倍子各 30g，枯矾 15g，葱头 5 个，肉桂 3g，麝香 0.3g。

【用法】除葱头外，将其余药物共碾成细末，贮瓶密封备用。用时取药末适量，与葱头共捣烂，以白酒调和如稠膏状，制成药饼，贴于患者肚脐上，再用艾条隔药悬灸 40 分钟，灸后用纱布覆盖，胶布固定。每天换药 1 次。

【说明】本方适用于急性胃肠炎，症见呕吐、泄泻清稀、肠鸣腹痛，或兼寒热头痛。孕妇禁用。

方 2

【组成】艾叶 1 握。

【用法】将艾叶放锅内加适量烧酒炒热，用布包裹，趁热熨于患者肚脐上，药冷则再炒再熨，持续 40～60 分钟。每天 2～3 次。

【说明】本方适用于急性胃肠炎。或加用仙人掌捣烂敷脐，均有良效。

方 3

【组成】石榴皮 30g，白头翁 10g，白及、黄柏各 15g，仙鹤草 20g。

【用法】煎汤用液，和渣制成药物泥，敷脐部。每 3 天 1 次，每次 30 分钟。

【说明】本方适用于慢性结肠炎。

便 秘

便秘是指排便次数减少，伴有粪便干硬和（或）排便困难的症状。便秘发生的主要原因是过食辛热厚味，或恣饮酒浆，以致胃肠积热，或热病之后，津液亏虚，以致气机郁滞、劳倦内伤、身体虚弱气血不足、阴寒凝结等，导致各种不同性质的便秘。

现代医学的功能性便秘属于本病范畴。若有其他疾病引起的便秘，在治疗原发疾病的同时，可参照本篇施治。

方 1

【组成】附子、丁香各 15g，川乌、白芷各 9g，猪牙皂 10g，胡椒 3g，大蒜、麝香各适量。

【用法】将方中前 6 味药混合共碾成细末，贮瓶密封备用。同时取药末适量，和大蒜、麝香共捣烂成饼，敷于患者的肚脐上，盖以纱布，胶布固定。每天换药 1 次。

【说明】本方适用于冷秘，症见大便艰涩、小便清长、四肢不温、腹中冷痛、舌淡苔白、脉沉迟。孕妇禁用。

方 2

【组成】当归 60g，大黄粉 24g，甘草、芒硝各 15g。

【用法】将当归和甘草煎煮去渣，加入芒硝和大黄粉浓缩成膏状，贮瓶备用。用时取药膏适量，敷于患者的脐孔内，外以油纸及纱布覆盖，胶布固定。每天换药 1 次。

【说明】本方适用于热秘，症见大便干结、小便短赤、面红身热，或兼有腹部胀满，舌红苔黄、脉滑数。

方 3

【组成】大黄 10g，莱菔子 12g，葱头、食盐各适量。

【用法】将大黄和莱菔子共碾成细末，与葱头和食盐共捣烂如膏状，在锅内炒热，敷于患者的肚脐上，盖以纱布，胶布固定。每天换药 1 次。

【说明】本方适用于实证便秘。凡冷秘、热秘和气秘均可应用。

方 4

【组成】枳实、食盐各 30g，青皮 15g。

【用法】将以上诸药混合共碾成粗末，在锅内炒热，用布包裹，放于患者的肚脐上熨之，冷后再炒再熨，持续 40 分钟。每天换药 2～3 次。

【说明】本方适用于气秘，症见大便秘结、欲便不得、嗳气频作、胸胁痞满、腹中胀痛、苔白腻、脉弦。

方 5

【组成】黄芪 30g，大皂角 12g，大黄 10g。

【用法】将以上诸药混合碾成细末，贮瓶备用。用时取药末适量，以蜂蜜调和如膏状，敷于患者脐孔内，外用敷料覆盖，胶布固定。每天换药 1 次。

【说明】本方适用于气虚型便秘，症见大便不畅、临厕虚努、便后疲乏，甚至汗出、短气、神倦、舌质淡、脉弱。

方 6

【组成】连须葱白 60g，淡豆豉、食盐各 9g，生姜 30g。

【用法】将以上诸药混合共捣烂如稠膏状，制成圆饼，在火上烘热，立即敷于患者脐孔上，盖以纱布，胶布固定。每天换药 1 次。

【说明】本方适用于虚证便秘。

方 7

【组成】大黄、大皂角、肉苁蓉各 9g，当归 30g。

【用法】将以上药物混合共碾成细末，装瓶密封备用。用时取药末适量，以蜂蜜调和如膏状，敷于患者的脐孔上，盖以纱布，胶布固定。每天换药 1 次。

【说明】本方适用于血虚型便秘，症见大便燥结、头晕目眩、心悸气短、面色无华、舌淡苔薄、脉细涩。

方 8

【组成】淡豆豉、五倍子各 6g，松子仁 9g，皂角刺 12g，葱白适量。

【用法】将前 4 味药混合共碾成细末，加入葱白共捣烂如膏状敷于患者的脐孔上，外盖纱布，胶布固定。每天换药 1 次。

【说明】本方适用于虚证便秘。凡气虚、血虚型便秘均可应用。

方 9

【组成】大黄、玄明粉、生地黄、当归、枳实各 31g，厚朴、陈皮、木香、槟榔、桃仁、红花各 16g，麻油、红丹各适量。

【用法】以上药物除红丹外，其余浸入麻油中半天，移入锅中，用文火煎熬至枯黄色后，过滤去渣。再熬至滴水成珠时离火，徐徐加入红丹，并用力搅拌，收膏。倒入冷水中浸泡 3～5 天去火毒，每天换水 1 次。然后取出膏药置水浴上溶化，摊涂厚纸或布上，每贴重 20～30g，备用。用时将膏药温化，贴于患者的肚脐上。每 2～3 天更换 1 次，连续使用不超过 7 天。

【说明】本方适用于各型便秘。气虚加党参 15g。

方 10

【组成】京大戟 2～5g，大枣 5～10 枚。

【用法】将京大戟研为细末，与大枣共捣烂如膏状，贴敷于患者脐孔上，盖以纱布，用胶布固定。

【说明】本方适用于各型便秘。

方 11

【组成】杏仁 37 枚，葱白 3 根，食盐少许。

【用法】将杏仁浸去皮（生用），葱白切细，和食盐共研如稠膏状，贮瓶备用。用时取些许涂于手心，在肚脐上反复按摩。每次 40～60 分钟，每天 2～3 次。

【说明】本方适用于各型便秘。

腹　痛

腹痛是指胃脘以下、耻骨毛际以上的部位发生疼痛的症状，是临床上常见的一种证候，可出现于多种疾病中。其病因主要是感受寒、热、暑、湿之邪，饮食失节、情志不舒，或素体阳气不足、脾阳不振等导致气机郁滞、脉络痹阻及经脉失养。

现代医学之胰腺炎、阑尾炎、出血性坏死性肠炎、腹膜炎、盆腔炎、肠梗阻等疾病引起的疼痛，均属腹痛范畴，可参考本篇施治。

（一）寒邪内阻

方 1

【组成】食盐 250g。

【用法】将食盐在锅内炒热，用布包裹，趁热熨于患者的肚脐上，盐冷则再炒再熨，持续 40 分钟，每天 2 次。

【说明】本方适用于寒邪内阻所致腹痛，症见腹痛急暴、得温痛减遇冷更甚、小便清利、大便秘结或溏薄、舌苔白腻、脉沉紧。食盐味咸性凉，入肾经。将食盐炒热外熨，有祛寒止痛、宣通腠理、活络解痉等功效。

方 2

【组成】生姜、吴茱萸各 15g。

【用法】将吴茱萸研为细末，和生姜共捣烂如膏状，敷于患者肚脐上，盖上纱布，胶布固定。

【说明】敷药后待肠鸣气通，即将药除去。

（二）湿热内蕴

方 1

【组成】生大黄、生石膏各 30g，桐油适量。

【用法】将生大黄和生石膏共碾成细末，贮瓶备用。用时取药末适量，以桐油调和如膏状，直接敷于患者的脐孔上，盖以纱布，胶布固定。每天换药 1 次。

【说明】本方适用于湿热壅滞型腹痛，症见腹痛拒按、胸闷不舒、大便秘结或溏滞不爽、烦渴引饮、小便短赤、苔黄腻、脉濡数。

方 2

【组成】野菊花茎叶适量。

【用法】同冷饭捣成饼，敷脐。每天换药 2～3 次。

【说明】本方适用于邪热郁结，腹痛便秘。

（三）肝气郁滞

方 1

【组成】橘子叶、柚子叶各 500g。

【用法】将以上药物放入锅内炒热，分成 2 份，用布包裹，趁热熨于患者肚脐上，冷则交替复炒，连熨数次，痛止停熨。

方 2

【组成】白芥子 30g，食盐适量。

【用法】将白芥子研为极细粉末，贮瓶备用。用时取药末 1.5g，以温开水调成糊状，直接敷于患者脐窝内，盖以纱布，胶布固定。再将食盐炒热，用布包裹，趁热熨于患者肚脐处持续 40 分钟。每天 2～3 次。

【说明】本方适用于寒滞肝脉所致的腹痛。

方 3

【组成】吴茱萸 6g，小茴香 5g，黄酒适量。

【用法】将吴茱萸和小茴香共研为细末，加入黄酒拌匀，在锅内炒热，敷于患者肚脐上，外用纱布覆盖，胶布固定。每天换药 1 次。

【说明】本方适用于寒邪内阻肝脉所致的腹痛。

方 4

【组成】附子 30g，麝香少许。

【用法】将附子研为细末，贮瓶备用。用时取药末 2g，加入麝香研匀，旋即纳入患者脐窝内，盖以棉球，外用胶布封固。每天换药 1 次。

【说明】本方适用于寒邪内阻肝脉所致的腹痛，对小儿脐湿的疾病亦有一定的疗效。孕妇禁用。

方 5

【组成】木香、乌药、香附、高良姜各 24g。

【用法】将以上诸药混合共碾成细末，装瓶备用。用时取药末适量，以水调和如膏状，敷于患者肚脐上，盖以纱布，胶布固定。每天换药 1 次。

【说明】本方适用于气滞型腹痛。症见脘腹胀闷或痛，攻窜不定，痛引少腹，得嗳气或矢气则胀痛减轻，遇恼怒则加剧，苔薄，脉弦。

（四）瘀血停滞

方 1

【组成】降香 30g。

【用法】将降香研为极细粉末，贮入瓶中密封备用。用时取药末适量，以水调和成膏状，敷于患者脐孔上，以纱布覆盖，胶布固定。每天换药 1 次，6 次为 1 个疗程。

【说明】本方适用于瘀血停滞所致腹痛，症见腹部疼痛，痛有定处而拒按，或痛有针刺感，或见吐血便黑，舌质紫黯、脉涩。降香气香清冽，善入血分，能理气滞，行瘀血，止血溢，通经脉。

方 2

【组成】蒲黄、五灵脂各 24g，麝香少许。

【用法】将蒲黄和五灵脂共研为细末，装瓶备用。临用前将麝香研为细末，直接纳入患者脐孔内，再取药末填满脐孔，盖以棉球，外用胶布封贴。每天换药 1 次。

【说明】孕妇禁用。

方 3

【组成】赤芍 20g，延胡索 12g，桃仁 10g，红花、木香、香附、肉桂、乌药各 6g，生姜 3g。

【用法】将上药研细末或煎后取药汁，调拌面粉或凡士林制成饼状，加热后敷贴脐部。每天换药 2～3 次。

【说明】孕妇慎用。

（五）脾胃虚寒

方 1

【组成】沉香 30g，白术 45g，食盐适量。

【用法】将沉香和白术共碾成细末，贮瓶备用。临用前先用温开水洗净患者脐孔皮肤，趁湿将药末填满患者脐孔，外以纱布覆盖，胶布固定。再将食盐炒热，用布包裹，熨于肚脐处。每天换药热熨1次。

【说明】本方症见腹痛绵绵、时作时止、喜热恶冷、痛时喜按、饥饿劳累后更甚、得食休息后稍减，大便溏薄，常神疲、气短、舌淡苔白、脉沉细。

方2

【组成】人参、附子、肉桂、炮姜各适量。

【用法】将以上诸药混合共碾成细末，过筛，贮瓶密封备用。用药前先用75%乙醇消毒患者脐孔皮肤，趁湿填入适量药末，盖以棉球，外用胶布或伤湿止痛膏封贴。每天换药1次，3～5次为1个疗程。

【说明】敷药后若用热水袋熨之，则疗效更佳。

方3

【组成】淡豆豉18g，生姜60g，连须葱头3个。

【用法】将以上诸药混合，共捣烂成稠膏状，在锅内炒至微热，旋即敷于患者的肚脐上，盖以纱布，胶布固定。每天换药1次。

【说明】本方适用于冷秘引起的腹痛。通常敷药12小时后可闻肠鸣，大便随通，腹痛亦减。

方4

【组成】吴茱萸、小茴香各等份。

【用法】上方研细末，装瓶备用。成人每次取0.2～0.5g，热酒调和，干湿适度，纳脐中，上用纱布覆盖，胶布固定。每天换药1次，以痛解为止。

（六）虫体内阻

方1

【组成】山胡椒3g，鲜苦楝根皮27g，葱白、鸡蛋清、茶油各适量。

【用法】将山胡椒、鲜苦楝根皮和葱白共捣烂，用鸡蛋清调和均匀，再用茶油煎成药饼，敷于患者肚脐上，冷则再煎再敷。每天换药1次。

【说明】本方适用于胆道蛔虫病、蛔虫性肠梗阻，可缓解疼痛。此为民间验方，疗效确切。

方2

【组成】白芷60g，面粉20g，陈醋适量。

【用法】将白芷研为细末，和面粉混合均匀，以陈醋调成稠膏状，敷于患者肚脐处，直径约8cm，盖以纱布，胶布固定。每天换药1次。

【说明】本方适用于绕脐绞痛。敷药后1～2小时即出汗，疼痛可消除。

方 3

【组成】艾叶、花椒各 100g，莪术 6g，芒硝 15g，韭菜蔸、鲜葱蔸各 10 个，鲜苦楝根皮 125g，橘叶 30g。

【用法】将艾叶、花椒、莪术、芒硝研成细末，再将韭菜蔸、鲜葱蔸、鲜苦楝根皮、橘叶切碎，把药物混合后，加酒炒热外敷，用毛巾固定敷紧。胆道蛔虫敷剑突下，肠蛔虫敷脐部。敷药保持在 37℃以上的温度，可用热水袋保温，每天 1 剂，严重者 2 剂。

【说明】本方适用于蛔虫病所致腹痛。

（七）肠梗阻

方 1

【组成】莱菔子、石菖蒲各 62g，鲜橘叶 100g，葱白 5 根，白酒适量。

【用法】将葱白切细，与其余药物混合均匀，在锅内炒热，用布包裹，趁热熨于患者肚脐上，药冷后再炒再熨。每次 30～60 分钟，每天换药 2～3 次。

【说明】一般在敷药 2 天后症状解除。

方 2

【组成】大黄、芒硝各 10g，厚朴、枳壳各 6g，冰片 3g。

【用法】上药共研细末，以藿香正气水调成糊状，填敷脐部，以麝香壮骨膏固定，并以热水袋敷以药上。每天换药 1 次。

【说明】本方适用于麻痹性肠梗阻。

胃　痛

胃痛又称胃脘痛，是指上腹胃脘部发生疼痛。本病的发生主要因寒邪犯胃、饮食失节、情志不畅、脾胃虚弱等几个方面引起。在脾胃功能减退、抗病能力降低的情况下，外邪乘虚而入，正邪相争，发生胃痛。

现代医学之消化性溃疡、急慢性胃炎、胃神经官能症、胃下垂、胃癌、胃息肉等以胃痛为主症者均属本证范畴。

（一）寒邪犯胃

方 1

【组成】吴茱萸 24g，高良姜、肉桂各 20g，陈皮 15g，金仙膏 1 贴。

【用法】将前 4 味药混合共碾成细末，贮瓶密封备用。用时取药末适量，加入温开水调和如膏状，敷于患者的肚脐上，外用金仙膏封贴。每 2～3 天换药

1 次。

【说明】本方适用于寒邪犯胃型胃痛，症见胃痛暴作、恶寒喜暖、脘腹得温则痛减、遇寒则痛甚、口不渴、喜热饮、苔薄白、脉弦紧。

方 2

【组成】细辛、食盐各适量。

【用法】将细辛研为极细粉末，装瓶备用。用时取药末适量，用温开水调和成膏状，直接敷于患者的脐孔内，盖以纱布，胶布固定。再将食盐炒热，用布包裹，趁热熨于肚脐处。每天换药 1 次。

【说明】细辛味辛，性温，散风邪，祛寒凝，无处不到，配合食盐热熨，则收效甚捷。

方 3

【组成】木香 30g，食盐 250g。

【用法】将木香碾成极细粉末，贮入瓶中密封备用。用药前先用温开水洗净患者脐孔皮肤，趁湿将药末填满患者脐孔，外以纱布覆盖，胶布固定。再将食盐炒热，用布包裹，趁热熨于肚脐处。每天换药热熨 1 次。

【说明】木香味辛、苦，性温，有醒脾开胃、消积导滞、散寒止痛之功，配合食盐热熨，则疗效满意。

方 4

【组成】炮姜、肉桂、小茴香、丁香、木香、香附、附子、吴茱萸各 3g，麝香少许，生姜汁适量。

【用法】将方中前 8 味药混合共碾成细末，贮瓶备用。用时先将香研为细末，纳入患者脐孔内。再取药末适量，以生姜汁调和如膏状，旋即敷在脐孔内，盖以纱布，胶布固定。每 2 天换药 1 次。

方 5

【组成】乌药 30g，食盐适量。

【用法】将乌药研为极细粉末，装瓶备用。用时取药末适量，以温开水调和如膏状，敷于患者脐孔内，盖以纱布，胶布固定。再将食盐在锅内炒热，用布包裹，趁热熨于肚脐处。每天换药热熨 1 次。

（二）胃热内盛

方 1

【组成】黄芩、黄连、栀子各 9g，白芍、甘草各 15g，金仙膏 1 贴。

【用法】将方中前 5 味药共碾成细末，贮入瓶中备用。用时取药末适量，以凉水调和成膏状，涂于患者的脐窝内，外用金仙膏封贴。每 2 天换药 1 次，病愈方可停药。

【说明】本方适用于胃火炽盛型胃痛，症见胃脘灼痛、口渴引饮、烦躁易怒、大便干结、舌红苔黄、脉弦或数。

方 2

【组成】制乳香、制没药各 6g，大黄 16g，赤芍 3g，米醋适量。

【用法】将方中前 4 味药共碾为细末，贮入瓶中备用。用时取药适量，以米醋调和成膏状，敷于患者的肚脐上，盖以纱布，胶布固定。每天换药 1 次。

【说明】本方适用于胃火炽盛型胃痛。

方 3

【组成】香附、栀子、淡豆豉各 3g，生姜汁适量。

【用法】将方中前 3 味药物碾为细末，加入生姜汁调和成膏状，敷于患者脐孔内，盖以纱布，胶布固定。每天换药 1 次。

【说明】本方适用于胃火炽盛型胃痛。

方 4

【组成】大黄 15g，赤芍 3g，制乳香、制没药各 6g，米醋适量。

【用法】诸药共研细末，每次取 10g 加米醋调成厚膏敷脐孔及足三里穴，外加胶布固定。每天换药 1 次。

【说明】本方适用于胃热疼痛、胃炎等。

（三）食滞胃脘

方 1

【组成】砂仁 30g，金仙膏药适量。

【用法】将砂仁研为细末，贮瓶密封备用。用时将金仙膏药置水浴上溶化，加入适量药末，分摊于布上（每贴重 20～30g），贴于患者的肚脐及胃脘处。每 2～3 天更换 1 次。

【说明】本方适用于饮食停滞型胃痛，症见胃痛、脘腹胀满、嗳腐吞酸或吐食、吐食后痛减、苔厚腻、脉滑。

方 2

【组成】艾叶、葱白、仙人掌（去刺）、食盐各适量。

【用法】将上药混合共捣烂，在锅内炒热，用布包裹，趁热敷于患者的肚脐上，外用胶布固定。每天换药 1 次，病愈方可停药。

【说明】本方适用于饮食停滞型胃痛。

（四）肝气犯胃

方 1

【组成】郁金 30g。

【用法】将郁金研为极细粉末，贮入瓶中，密封备用。用时取药末 6g，以水调成糊状，涂于患者脐窝内，外以纱布覆盖，胶布固定。每天换药 1 次。

【说明】本方适用于肝气犯胃型胃痛，症见胃脘胀闷、脘痛连胁、嗳气频繁、大便不畅、每因情志因素而痛作、舌苔薄白、脉沉弦。

方 2

【组成】青皮、川楝子、吴茱萸、延胡索各 12g。

【用法】将以上诸药共碾成细末，装入瓶中密封备用。用时先用温开水洗净患者脐孔皮肤，趁湿将药末填满患者脐窝，盖以纱布，胶布固定。每天换药 1 次。

方 3

【组成】大皂角 15g，香附 30g，食盐 90g，生姜、葱白各适量。

【用法】将大皂角和香附碾成粗末，与生姜、葱白共捣烂，再加入食盐混合均匀，在锅内炒热，用布包裹，趁热敷于患者的肚脐上，外用绷带包扎固定。每天换药 1 次。

（五）瘀血停滞

方 1

【组成】牛膝 15g，艾叶 20g，茴香根、生姜各 12g，食盐 50g。

【用法】将以上诸药混合共捣碎，在锅内炒热，用布包裹，趁热熨于患者肚脐处，外用胶布固定。每天换药 1 次。

【说明】本方适用于瘀血停滞型胃痛，症见胃脘疼痛、痛有定处而拒按、或痛有针刺感、食后痛甚、或见吐血便黑、舌质暗、脉涩。

方 2

【组成】木香、制乳香、制没药、五灵脂、蒲黄各 12g。

【用法】将上药共碾成极细粉末，贮瓶备用。用时先将患者脐孔皮肤用温开水洗净，趁热将药末填满脐窝，盖以软纸片，外用胶布封固。每 2 天换药 1 次。

方 3

【组成】五灵脂、蒲黄、赤芍、延胡索、小茴香各 12g。

【用法】共研细粉，温开水调敷脐孔。每 2 天换药 1 次。

【说明】本方适用于瘀阻胃痛。

（六）脾胃虚寒

方 1

【组成】辣椒根、荞麦叶、石菖蒲、枣树皮各 12g，陈皮 9g，艾叶 20g，生姜 3g，葱白 15g，食盐 30g。

【用法】将前 6 味药共碾成粗末，与生姜和葱白共捣烂，再加入食盐混合均匀，在锅内炒热，用布包裹，趁热熨于患者肚脐处，外用胶布固定。每天换药 1～2 次。

【说明】本方适用于脾胃虚寒型胃痛，症见胃痛隐隐、喜温喜按、空腹痛甚、得食痛减、泛吐清水、食少、神疲乏力、甚则手足不温、大便溏薄、舌淡苔白、脉虚弱或迟缓。

方 2

【组成】香附、高良姜各 30g，蜂蜜适量。

【用法】将前 2 味药物混合共碾成细末，贮瓶备用。用时取药末适量，以蜂蜜调和如稠膏状，软硬适度，做成 2 个药饼，在火上烘热，分别敷于患者的肚脐及中脘穴上，外盖纱布，胶布固定。每天换药 1 次。

方 3

【组成】肉桂、丁香、荜茇、延胡索各 20g，黄酒适量。

【用法】将以上诸药共碾成细末，装入瓶中备用。用时取药末 20g 左右，以黄酒调和成膏状，分别涂于患者的脐窝及中脘穴上，以纱布覆盖，胶布固定。每天换药 1 次。

方 4

【组成】当归、白芷、乌药、小茴香、八角茴香、香附各 4g，木香 2g，乳香、没药、丁香、肉桂、沉香各 1g，麝香 0.15g。

【用法】上药研末，制成药膏。用时将药膏烘热，敷于神阙穴。每天 2 次，痛止即停用。

【说明】孕妇忌用。

胃下垂

胃下垂多由于禀赋薄弱，或因病致虚，使脾胃不健、升提失司，而致虚损下坠。患者消瘦、乏力、纳呆、恶心呕吐、嗳气、矢气多、便溏或便秘，胸脘胀闷不舒、食后更甚，平卧时症状减轻，舌苔薄腻、脉濡软无力。

方 1

【组成】黄芪、党参、丹参各 15g，当归、白术、白芍、枳壳、生姜各 10g，升麻、柴胡各6g。

【用法】上药研细末，取10g填于脐窝，外用胶布贴紧。每天隔生姜片艾灸3壮，隔3天换药1次。

方2

【组成】蓖麻子10g，五倍子5g。

【用法】将五倍子研为细末，和蓖麻子共捣如泥状，敷于患者肚脐上，外盖敷料，胶布固定。每天早、中、晚用热水袋放在肚脐处热熨，每次30～60分钟。每4天换药1次，4～6次为1个疗程。

【说明】一般换药6次即愈。孕妇、吐血者忌用。

方3

【组成】黄芪、党参、丹参各15g，当归、白术、白芍、枳壳、生姜各10g，升麻、柴胡各6g。

【用法】将上药研细和匀，装瓶备用。将10g左右药末填于脐窝，铺平呈圆形，直径2～3cm，再用8cm×8cm胶布贴紧，在其上放一圆形金属盖，每天隔金属盖艾灸1次，连灸3壮。隔3天换药末1次。

【说明】本方具有补气健、升举内脏之效，故可治脾气虚弱所致的胃下垂，症见面色少华、食欲缺乏、疲乏无力、腹胀下坠、舌淡、脉细者。

吐　血

凡血由胃而来，从口吐出或呕出，并夹有食物残渣，血色多呈红色或棕褐色的，称为吐血。吐血的原因多由饮食失节，过食辛辣，胃中积热，或肝郁化火，火邪犯胃，脉络受伤，或脾气亏虚，血失统摄所致。

上消化道（食管、胃、十二指肠、胰腺、胆道等）疾病出血所致呕血，均属本证范畴，可参照本篇辨证施治。

方1

【组成】生大黄30g，米醋适量。

【用法】将生大黄研为细末，加入米醋调和如膏状，装瓶密封备用。用时取药膏9g，涂于患者脐孔内，外以纱布覆盖，胶布固定。每天换药1次，3～5次为1个疗程。

【说明】本方适用于胃热壅盛型吐血，症见脘腹胀满、甚则作痛，吐血色红或紫暗、常夹有食物残渣，口臭，便秘或大便色黑，舌红、苔黄腻、脉滑数。大黄性味苦寒，有泻火凉血、引热下行之功。

方 2

【组成】生大黄、栀子各 20g，米醋适量。

【用法】将生大黄和栀子研为细末，贮瓶备用。用时取药末适量，以米醋调成膏状，敷于患者肚脐上，盖以纱布，胶布固定。每天换药 1 次。

【说明】本方适用于肝火犯胃型吐血，症见吐血色红或紫暗、口苦胁痛、心烦易怒、寐少梦多、舌质红绛、脉弦数。

方 3

【组成】百草霜 15g，大蒜 1 头，鲜小蓟、鲜墨旱莲各适量。

【用法】先将鲜小蓟和墨旱莲共捣烂取汁，再将大蒜捣烂如泥，然后将百草霜与蒜泥调和均匀，掺入小蓟、墨旱莲鲜汁制成膏状，敷于患者的脐窝及双侧涌泉穴，外以纱布覆盖，胶布固定。每天换药 2～3 次。

【说明】本方适用于吐血不止。

方 4

【组成】小蓟、大蓟、白茅根、大蒜各 10g。

【用法】捣烂敷脐，常法固定。每天 1 次，连用 3 天。

【说明】本方适用于血热吐血。

便　血

凡消化道出血，经肛门排出体外，无论大便前或大便后下血，或单纯下血，或与粪便夹杂而下，均称为便血。便血多由于饮酒过多，或嗜食辛辣，肠中积热，灼伤脉络，或脾气虚弱，不能统摄血液所致。故以清化湿热、凉血止血，或健脾益气、养血止血为治疗大法。

现代医学之溃疡性结肠炎、肿瘤、痔疮、肛裂等所致的出血，以及上消化道出血之黑粪，均属本病范畴。

方 1

【组成】清阳膏 2 贴。

【用法】将清阳膏温化后，分别贴于患者肚脐及长强穴上。每 3 天更换 1 次。

【说明】本方适用于湿热蕴肠型便血，症见下血鲜红，肛门肿痛，大便不畅或溏泻，舌苔黄腻，脉滑数。长强穴在尾骨端下，当尾骨端与肛门连线的中点处。

方 2

【组成】川芎、当归各 3g，黄连、槐花各 6g，清阳膏药适量。

【用法】将川芎、当归、黄连和槐花混合均匀，取 3/4 煎水，反复洗抹患者的肚脐及肛门处，剩余部分碾成细末候用。将清阳膏药置水浴上溶化后，加入适量药末，搅匀，分摊于布上，每贴重 20～25g，分别贴于患者的肚脐及长强穴上。每 3 天换药 1 次。

【说明】本方适用于胃、肠出血所致便血。

方 3

【组成】生大黄 30g，米醋适量。

【用法】将生大黄研为细末，过筛，贮瓶备用。用时取药末适量，以米醋调和成膏状，涂于患者脐孔内，外以纱布覆盖，胶布固定。每天换药 1 次，3 次为 1 个疗程。

【说明】本方简易，适用肠中积热型便血。

胁　痛

胁痛是一侧或两侧胁肋疼痛为主要表现的病证，也是临床比较多见的一种自觉症状。

胁痛一病，主要责于肝胆。其病因为情志失调、肝气郁结，或气郁日久、血流不畅、瘀血停积，或精血亏损、血虚不能养肝，或脾失健运、湿热内郁、疏泄不利等。

现代医学之肋间神经痛、肝炎、胆囊炎、胆石症以胁痛为主要表现者，均可参照本篇辨证施治。

方 1

【组成】连翘、龙胆、栀子各 15g，清阳膏 1 贴。

【用法】将连翘、龙胆和栀子共碾成细末，贮瓶密封备用。用时取药末 10g，以水调和成膏状，涂于患者的脐孔内，外用清阳膏封固。每 2 天换药 1 次。

【说明】本方适用于肝胆湿热型胁痛，症见胁痛口苦、胸闷纳呆、恶心呕吐、目赤或目黄、身黄、小便黄赤、苔黄腻、脉弦滑数。

方 2

【组成】当归、川芎、白芷、陈皮、苍术、厚朴、法半夏、麻黄、枳壳、桔梗各 3g，吴茱萸 1.5g，羌活、独活、牛膝各 2g，甘草 1g，散阴膏药适量。

【用法】以上诸药除散阴膏药外，混合共碾成细末，装入瓶中密封备用。用时将散阴膏药置水浴上溶化，加入适量药末，搅匀，分摊于纸上或布上，每贴重 20～30g，贴于患者肚脐上。每 2～3 天更换 1 次。

【说明】本方适用于气滞痰阻血瘀所致的胁痛，症见胁肋走窜疼痛、性情抑郁或急躁、并兼胁下痞块刺痛拒按、舌质紫暗或有瘀斑、脉弦涩。

黄 疸

黄疸是以目黄、身黄、尿黄为主症。其中目睛黄染尤为本病的主要特征。本病的发生主要是湿邪为患。由于饮食不节，嗜酒肥甘，或感受疫毒、湿热等外邪，导致脾胃功能受损，使脾失健运，湿邪壅阻中焦，则脾胃升降失常，影响肝的疏泄功能，使胆汁外溢于肌肤，发为黄疸。一般将其分为阳黄、阴黄二大类辨证。阳黄症见身目俱黄，黄色鲜明，发热口渴；阴黄症见身目俱黄，黄色晦暗，黄如烟熏。

现代医学的传染性肝炎、肝硬化、胆囊炎、胆石症、肝癌等引起的黄疸，均属本病的范畴，可参照本篇辨证论治。

（一）阳黄

方 1

【组成】鲜百部根 60g，白酒、糯米饭各适量。

【用法】将百部根捣烂如膏状，敷在患者脐眼上，药膏上面用白酒调和糯米饭覆盖，然后盖以纱布，胶布固定。每天换药 1 次，10 次为 1 个疗程。

【说明】本方适用于阳黄，症见身目俱黄、黄色鲜明，发热口渴，或见心中懊侬，腹部胀满，恶心欲呕，尿短少黄赤，大便秘结，舌苔黄腻，脉弦数。通常敷盖药物 1～2 天，患者感觉口中有酒气味时，小便即通利，黄疸逐渐消退。

方 2

【组成】青背鲫鱼（全用）1 条，苦参、砂仁各 36g，白糖 30g，蚌壳（另用）1 个。

【用法】将上药共捣烂如膏状，填入蚌壳内，以蚌药面覆盖于患者脐孔上，外盖敷料，绷带固定。每天换药 1 次，10 次为 1 个疗程。

【说明】本方适用于阳黄。

方 3

【组成】活田螺（去壳）、鲜甜瓜蒂各适量。

【用法】将田螺、甜瓜蒂捣烂如泥状，敷在患者脐孔上，盖以纱布，胶布固定。每天换药 1 次，10 次为 1 个疗程。

【说明】本方适用于阳黄，对湿热俱重者尤为适宜。

方 4

【组成】生天南星 50g。

【用法】将生天南星研为细末，装瓶备用。用时取药末适量，以水调和如膏状，直接敷于患者脐孔上，盖以纱布，胶布固定。每天换药1次，7次为1个疗程。

【说明】本方适用于阳黄。若敷药后脐部皮肤出现水疱，可用针刺挑破，涂上紫药水。孕妇禁用。

方5

【组成】苍术、陈皮、厚朴、甘草、香附、青矾、青皮、莪术、黄连、苦参、白术各适量。

【用法】将以上诸药混合共碾成细末，装瓶备用。用时取药末约60g，以米醋调成膏状，涂于患者脐孔上，外用敷料覆盖，胶布固定。每天换药1次。

【说明】本方适用于阳黄。

方6

【组成】白术30g，大黄、黄芩、茵陈各24g，金仙膏药适量。

【用法】将方中前4味药共碾成细末，贮瓶备用。用时将金仙膏药置水浴上溶化后，加入适量药末，搅匀，分摊于布上，每贴重20～30g，分别贴于患者肚脐及胃脘部。每3天更换1次。

【说明】本方适用于阳黄。

方7

【组成】醋炙大黄60g，茵陈30g，黄连、黄芩各12g，陈皮、厚朴、苍术、甘草各18g，姜汁适量。

【用法】上药除姜汁外共碾成细末，贮瓶备用。用时取药末适量，以姜汁调和如膏状，敷于患者脐眼上，用纱布覆盖，胶布固定。每天换药1次。

【说明】本方有清利湿热，通下退黄之功。

方8

【组成】茵陈、栀子、大黄、芒硝各30g，杏仁18g，常山、鳖甲、巴豆霜各12g，淡豆豉60g。

【用法】将以上诸药混合共碾成细末，每取30g加水调和如膏状，涂于患者脐眼上，外用纱布覆盖，胶布固定。每天换药1～2次，10次为1个疗程。

【说明】本方汗、吐、下三法并用。适用于黄疸迅速加深，其色如金，高热烦渴，胁痛腹满，神昏谵语，或见衄血、便血，或肌肤出现瘀斑，舌质红绛，苔黄而燥，脉多弦滑数。本方仅限医师指导下使用，孕妇禁用。

（二）阴黄

方1

【组成】茵陈60g，附子、干姜各20g。

【用法】将上药共碾为细末，在锅内炒热，取适量药末填满患者脐孔，剩余部分用布包裹，趁热熨于肚脐处，外用绷带包扎固定。每天换药 1 次。

【说明】本方适用于阴黄，症见身目俱黄、黄色晦暗、或如烟熏、纳少脘闷、或见腹胀、大便不实、神疲畏寒、舌质淡苔腻、脉濡缓或沉迟。

方 2

【组成】鲫鱼背肉 2 块，胡椒、麝香各适量，蚌壳（另用）1 个。

【用法】将以上诸药一齐捣烂如泥状，填满蚌壳，以药膏面覆盖于脐孔上，外以纱布覆盖，胶布固定。每天换药 1 次。

【说明】本方适用于阴黄。孕妇禁用。

方 3

【组成】苍术、陈皮、厚朴、甘草、茵陈、附子、干姜各 30g，白术、枳实、茯苓、泽泻、草豆蔻、赤小豆、吴茱萸、当归、木通各 15g，姜汁适量。

【用法】将以上诸药混合共碾成细末，装瓶备用。用时取药末适量，以姜汁调和如泥状，敷于患者脐眼上，盖上纱布，胶布固定。每天换药 1 次。

【说明】本方有健脾和胃、温化寒湿之功。适用于阴黄。

方 4

【组成】附子、干姜各 20g，茵陈 60g，散阴膏药适量。

【用法】将附子、干姜和茵陈共碾为细末，装入瓶中备用。用时将散阴膏药置水浴上溶化后，加入适量药末，搅匀，分摊于布上，每贴重 20～30g，然后贴于患者肚脐上。每 3 天更换 1 次。

【说明】本方适用于阴黄。

方 5

【组成】苍术、陈皮、厚朴、炙甘草各等量，米醋适量。

【用法】将以上药物混合共碾成细末，贮瓶备用。用时取药末 60g，以米醋调和如膏状，临睡前敷于患者肚脐上，盖以纱布，胶布固定。每晚临睡前换药 1 次。

【说明】本方适用于阴黄。敷药后令患者覆被而睡，若汗出并泻下黄水者，疗效佳。

方 6

【组成】干姜 20g，白芥子 9g。

【用法】将干姜和白芥子共碾为细末，贮瓶备用。用时取药末 6g，以温开水调和成膏状，敷于患者脐孔内，盖以纱布，胶布固定。每天换药 1 次，6 次为 1 个疗程。

【说明】本方适用于阴黄。

痢　疾

痢疾是以腹痛腹泻、里急后重、下痢赤白脓血为主要表现的一种疾病。本病的发生多由于感受湿热、疫毒之气，或贪凉饮冷、恣食瓜果，或误食带有秽毒不洁食物，毒滞肠中，蕴结不解，使肠道气血受伤，而成本病。

临床常见寒湿痢：腹痛拘急，痢下赤白黏冻，白多赤少；疫毒痢：起病急骤，壮热口渴，恶心呕吐，大便频频，痢下鲜紫脓血，腹痛剧烈；湿热痢：腹部疼痛，里急后重，痢下赤白脓血；虚寒痢：痢下赤白清稀，肛门坠胀，腹痛绵绵；噤口痢：呕吐频作，下痢频繁，腹痛剧烈，舌红苔黄腻，脉滑数；休息痢：下痢时发时止，缠绵不愈。

现代医学的细菌性痢疾、阿米巴痢疾均属于中医学痢疾范畴。

（一）寒湿痢

方 1

【组成】苍术 45g，厚朴、陈皮、甘草各 30g。

【用法】将上药混合共碾成细末，在锅内炒热，用布包裹，趁热熨于患者肚脐处，外用绷带包扎固定。每天换药 1 次。

【说明】本方适用于寒湿痢，症见痢下赤白黏冻、白多赤少，伴有腹痛、里急后重、饮食无味、头身重困、苔白腻、脉濡缓。

方 2

【组成】巴豆 1 粒，绿豆、胡椒各 3 粒，大枣（去核）2 枚。

【用法】将上药共捣烂为丸，纳入患者脐窝内，盖以棉球，外用胶布封固。每天换药 1 次。

【说明】一般用药 2～3 次收效。本方仅限医师指导下使用，孕妇禁用。

（二）疫毒痢

方 1

【组成】生大黄 50g。

【用法】将生大黄碾为极细粉末，装入瓶中备用。用时取大黄粉 6g，以水调和如糊状，贴敷于患者脐孔内，盖以纱布，胶布固定。每天换药 1 次，病愈方可停药。

【说明】本方适用于疫毒痢，症见身热腹痛、里急后重、痢下赤白、烦渴引饮、尿热赤、舌苔黄腻、脉濡数。

方 2

【组成】白术、厚朴、陈皮、甘草各 31g，木香、槟榔各 93g，桃仁、黄连、茯苓、党参、当归、生姜、水团花各 16g，麻油、红丹各适量。

【用法】以上药物除红丹外，将其余药物浸入麻油中半天，移入锅中，用文火煎熬，至枯黄色后，过滤去渣。再熬油至滴水成珠时离火，徐徐加入红丹，并用力搅拌至白烟冒尽，收膏。倒入冷水中浸泡 3～5 天。每天换水 1 次。取出膏药置水浴上溶化，摊涂厚纸或布上，每贴重 20～30g，贴于患者肚脐上。每 3 天更换 1 次，连续使用不超过 7 天。

【说明】本方适用于疫毒痢（指痢下夹血或下纯血者，因热毒伤血，入大肠所致），症见痢下血色鲜、腹痛、里急后重、发热、尿黄赤、舌红苔黄腻、脉盛。如热毒甚者，方中可加入大黄 18g。

方 3

【组成】苍术、香附、五灵脂、延胡索、牵牛子、当归、赤芍、山楂、神曲、黄连、黄芩、吴茱萸、杏仁、青皮、枳壳、槟榔、羌活、川乌、大皂角、车前子各 3g，大黄 6g，葱白、生姜、莱菔子各 15g。

【用法】将以上诸药混合共碾成粗末，在锅内炒热，分成 2 份，用布包裹，轮换熨于患者肚脐上，待腹中肠鸣为止。每天换药 2 次。

【说明】本方适用于各种类型的痢疾。孕妇禁用。

（三）湿热痢

方 1

【组成】苦参 30g。

【用法】将苦参碾为细末，贮瓶备用。用时取药末适量，以温开水调成糊状，涂于患者脐孔内，盖以纱布，胶布固定。每天换药 1 次。

【说明】症见腹痛，里急后重，下痢赤白脓血，肛门灼热，尿短赤，舌苔黄腻，脉滑数。

方 2

【组成】滑石 30g，甘草 6g，鲜车前草适量。

【用法】将滑石和甘草共碾成细末，贮瓶备用。用时取药末 10g，同车前草共捣烂如膏状，敷于患者脐孔上，盖以纱布，胶布固定。每天换药 2 次。

【说明】方中若加入黄连、大黄各 6g，则疗效更佳。

方 3

【组成】吴茱萸、木香各 12g，黄连 18g。

【用法】将上药混合共碾成细末，装入瓶中备用。用时取药末 9g，用水调如膏状，贴敷于患者肚脐上，外用纱布覆盖，胶布固定。每天换药 1 次，痢止方可停药。

方 4

【组成】花椒壳 30g，麝香少许，金仙膏药适量。

【用法】将花椒壳和麝香共研为极细粉末，贮瓶密封备用。用时将金仙膏药置水浴上溶化后，加入适量药末，搅匀，摊涂于布上，每贴重 20～30g，贴于患者脐部。每 2～3 天更换 1 次。

【说明】本方适用于发病在 3 天以后各种类型的痢疾。孕妇禁用。

（四）虚寒痢

方 1

【组成】蓖麻子 7 个，硫黄 15g。

【用法】将硫黄研为细末，同蓖麻子共捣烂如膏状，涂于患者脐孔内，外盖纱布，胶布固定，而后将热水袋熨于肚脐处。每天换药热熨 1 次。

【说明】本方适用于虚寒痢，症见泻下稀薄、带有白脓、下腹隐痛、食欲缺乏、四肢发冷、腰膝酸软、甚则脱肛、滑泻不禁、舌淡、苔薄白、脉沉细。孕妇慎用。

方 2

【组成】木香、附子、蛇床子、吴茱萸、胡椒、川乌各 15g。

【用法】将上药共碾为细末，贮瓶备用。用时取药末 12g，加入面粉 3g 混合均匀，以生姜汁调和如泥状，敷于患者肚脐上，盖以纱布，胶布固定。每天换药 1 次。

【说明】孕妇禁用。

方 3

【组成】肉桂、朱砂、枯矾各适量。

【用法】将以上药物共研成细末，贮瓶密封备用。用时取药末 9g，用凉开水调如膏状，贴敷于患者肚脐上，外用纱布覆盖，胶布固定。每天换药 1 次。

【说明】孕妇及肾功能不全者禁用。

方 4

【组成】胡椒 10g，鲫鱼 1 条。

【用法】将胡椒研为细末，同鲫鱼（剖腹除去内脏杂物）共捣烂如膏状，涂于脐孔上，外用纱布覆盖，胶布固定。每天换药 1 次。

方 5

【组成】母丁香 6 粒，木鳖子 1 个，麝香少许，宁和堂暖脐膏 1 贴。

【用法】将方中前 3 味药共研为细末，用唾液调和为丸，纳入患者脐孔内，外用宁和堂暖脐膏封贴。每 3 天换药 1 次。

【说明】孕妇禁用。

（五）噤口痢

方 1

【组成】白芥子 30g，生姜 3 片。

【用法】将白芥子研为细末，贮瓶备用。用时取药末 3g，同生姜捣烂如膏状，涂于患者脐孔内，盖以纱布，胶布固定。

【说明】白芥子对皮肤有刺激作用，可引起皮肤潮红、疼痛、充血等，时间稍久则产生水疱。使用时应加以注意，如觉难忍即取下。

方 2

【组成】细辛、大皂角各 3g，酒调面饼 15g，葱白 3 根，活田螺（去壳）1 个。

【用法】将细辛和大皂角共研为细末，同其余药物共捣烂如膏状，贴敷于患者肚脐上，盖上纱布，胶布固定。待药干后揭去，重换新药。

【说明】一般换药 1～2 次即思饮食。

方 3

【组成】黄瓜藤、麻油各适量。

【用法】将黄瓜藤烧灰存性，用麻油调和如膏状，敷在脐孔上，盖以纱布，胶布固定。药干后更换新药。

【说明】若用经霜之黄瓜藤则疗效更好。

方 4

【组成】白胡椒、吴茱萸各 5g，糯米饭适量。

【用法】将白胡椒和吴茱萸共研为细末，同糯米饭拌匀，制成 1 个圆饼，烘热后敷于患者脐孔上，盖以纱布，胶布固定。

【说明】敷药 4 小时后腹中可起雷鸣，7 小时后思饮食，若再以大艾炷灸之，则疗效更好。

（六）休息痢

方 1

【组成】胡椒、绿豆各 3g，大枣 1 枚。

【用法】将前 2 味共研细末，过筛，用枣肉调成膏，纱布包，敷神阙、脾俞穴。每天更换 1 次。

【说明】本方适用于休息痢、虚寒痢。

方 2

【组成】苍术、藿香、陈皮、半夏、青皮、桔梗、枳壳、紫苏叶、厚朴、甘草各 15g，生姜、葱白各 9g，蚕沙 60g。

【用法】将上药打碎和匀，炒烫后装入布袋，扎紧口，趁热将药袋置于神阙穴，冷则更换。每天 2 次，每次 30 分钟，5～7 天为 1 个疗程。

【说明】本方适用于休息痢、虚寒痢、寒湿痢。

（七）细菌性痢疾

方 1

【组成】黄连、苦参、干马齿苋各 15g。

【用法】将上药共碾为细末，贮瓶备用。用时取药末 9g，以温开水调和如膏状，敷于患者脐孔上，盖以纱布，胶布固定。每天换药 1 次。

方 2

【组成】滑石、车前子各 30g，黄连 6g。

【用法】将上药混合共碾为细末，装入瓶中备用。用时取药末适量，用水调和成泥状，涂于患者脐孔内，盖以纱布，胶布固定。每天换药 1～2 次，病愈方可停药。

方 3

【组成】大蒜数瓣。

【用法】将大蒜捣烂，敷神阙及涌泉穴，局部发赤有刺痛感时去掉。左右两足交替敷。

【说明】本方也治噤口痢。

胆石症

结石是一种常见的疾病，尤其在现代饮食结构中，人们常摄取高热量、高脂肪的食物，使得胆石症的发病率逐渐升高。在胆道系统中，胆汁的某些成分（胆色素、胆固醇、黏液物质及钙等）可以在各种因素作用下析出、凝集而形成结石。发生于各级胆管内的结石称为胆管结石，发生于胆囊内的结石称为胆囊结石，统称胆石症。

胆结石的大小和数量因人而异。小的如米粒，大的甚至如核桃；数量可以是单个，也可以是多发，甚至可达数千粒。结石一旦形成，往往会增多、增大。如果结石嵌顿于口径比较细的胆管，会引起上腹剧烈疼痛（胆绞痛），疼痛可以放射到后背及右肩部，患者还常伴有恶心及频繁呕吐（干呕）。严重时可引起胆囊穿孔、胰腺炎、肝脓肿等。

方 1

【组成】淡水膏、厚朴各 6g，黄连 3g，栀子 3g，大黄 3g，枳实 3g，赤芍

6g，知母3g。

【用法】先将后7味药共研为散，煎汤抹腹部，药渣炒热熨之。再将药末掺于淡水膏药中，贴心口、脐部。每天换药1次。

【说明】本方泻火泄热、导滞消胀，适用于邪热积滞而致胆结石，症见腹胀便秘者。

方2

【组成】陈皮、厚朴各12g，芒硝、大黄、生地黄、当归、枳实各25g。

【用法】上药混合共碾成细末，过筛，贮瓶备用。用时取药末适量，填入脐内（至肚脐深度的2/3即可），滴以麻油，外用胶布封固。每天换药1次。

【说明】本方行气活血、消积导滞，适用于胆结石症见便秘者。

方3

【组成】黄芪30g，大皂角12g，大黄10g。

【用法】将以上诸药混合共碾成细末，贮瓶备用。用时取药末适量，以蜂蜜调至膏状，敷于脐孔内，外用敷料覆盖，胶布固定。每天换药1次。

【说明】本方补泻兼施，旨在益气通便排石，适用于气虚所致的胆结石。

方4

【组成】桃仁、朴硝、栀子各24g，大枣（去核）7枚，葱白15g，蜂蜜、干黄酒糟各适量。

【用法】将前4味药碾成细末，与后3味药共捣成膏状，直接敷于肚脐上，外用纱布覆盖，胶布固定。每3～5天换药1次，5次为1个疗程。

方5

【组成】厚朴、大黄、黄芩各6g，山楂、麦芽、神曲各10g，柴胡、番泻叶各3g。

【用法】上药共为细末，用凡士林膏调和，团成莲子大小的团粒，放于4.5cm×4.5cm的橡胶布上，贴至脐中，周围固定，8～10小时后取下，每天换药1次。

【说明】本方有行气活血，行滞消积之功。贴于脐部，重在行滞消积，适用于各型胆石症。

第三节
内分泌、代谢病症

消　渴

消渴是以多饮、多食、多尿、身体消瘦及尿有甜味为特征的病证，其形成与肺、脾（胃）、肾的功能失调有密切关系。其发病原因分内因和外因两个方面，内因主要是素体阴虚，五脏柔弱；外因则包括精神刺激、思虑过度、恣食肥甘厚味、生活不慎、劳逸失度、房事不节等。临床上将消渴分为上消、中消、下消3个类型。上消症见口渴多饮，咽干舌燥，小便频多，舌边尖红，苔薄黄，脉数；中消症见多食易饥，形体消瘦，或大便干结，苔黄燥，脉滑数；下消症见小便频数量多，尿如脂膏或尿有甜味，腰腿酸软，舌质红少苔，脉沉细而数。

应当指出，中医学的消渴虽然主要是指现代医学的糖尿病，但少数疾病如尿崩症、原发性醛固酮增多症、肾上腺皮质功能亢进等，如症状与消渴类似，均可参照本篇辨证施治。

方1

【组成】党参、苦参、黄芪、生地黄、熟地黄、天冬、麦冬、五味子、枳壳、天花粉、黄连、知母、茯苓、泽泻、山药、牡蛎、乌梅、葛根、浮萍各30g，雄猪肚1个，麻油、红丹各适量。

【用法】将上述药物除红丹外，其余药物装入猪肚内，浸入麻油中半天，移入锅中，用文火煎熬，至枯黄色后，过滤去渣。再熬油至滴水成珠时离火，徐徐加入红丹和益元散（滑石36g，炙甘草6g），用力搅拌至白烟冒尽，收膏。倒入冷水中浸泡3～5天去火毒。每天换水1次。然后取出膏药置阴凉处贮存。用时将膏药置水浴上加热溶化后摊涂于布上，每贴重20～30g。上消贴脐部和第6、7胸椎处；中消贴脐部和胃脘处；下消贴脐部。每3天更换1次，连续使用不超过7天。

【说明】本方有滋阴、降火、润燥之功。适用于上、中、下三消。

方2

【组成】鲜苎麻根（捣烂）经霜棕子（以陈者佳，研末）各100g，蓝布正

（研末）50g。

【用法】上药混合，加温开水适量调和成软膏状备用。用时取上药膏 5～10g 敷于肚脐中，外盖纱布，胶布固定。每天换药 1 次。

【说明】本方清热解毒，利水降糖，适用于糖尿病。

方 3

【组成】阿魏、海龙、海马、人参、鹿茸、珍珠、郁金、沉香、乳香、没药、冰片、黄芪各 10g。

【用法】上药共研细末，装瓶备用。用时取本散适量（约 15g），用温开水或凡士林调和成糊膏状，敷于神阙穴。上盖敷料，胶布固定。10 天换药 1 次，1 个月为 1 个疗程。

【说明】本方益气活血降糖，适用于糖尿病。

方 4

【组成】当归、牛脾、冰片各 10g，芒硝 6g，赤芍 20g，蜈蚣 20 条。

【用法】上药共研细末，加牛胆汁适量，水泛为丸如芥子大小。用时每穴取本丸 1 粒，放置神阙穴上，外用胶布固定。2～3 天换药 1 次。

【说明】本方活血通络，消癥降糖，适用于糖尿病。

瘿

瘿以颈前喉结两旁肿块为主症，多由情志抑郁、气结不化、气滞血瘀、津液凝聚成痰，气痰瘀三者互结于颈部经络而成。临床表现为颈部肿大，甚至脖颈肿大，皮宽不紧，皮色不变，胸膈胀闷，心悸，气短，手指颤动，五心烦热，面赤多汗，眼球突出，急躁易怒，形体消瘦，脉弦滑。现代医学的甲状腺炎、单纯性甲状腺肿等病症可参考本篇施治。

方 1

【组成】昆布、海藻、黄药子、夏枯草、丹参、生牡蛎、三棱、莪术各 30g，麝香末 3g，面粉适量。

【用法】前 8 味药共研粗末，水煎 2 遍浓缩熬膏，每次取 15g，加面粉适量制成圆饼约铜钱大。先将麝香末 0.5g 填脐中，上置药饼，胶布固定。每 2 天换药 1 次，3 个月为 1 个疗程。

【说明】本方适用于痰气互结、脉络瘀阻所致瘿瘤。孕妇禁用。

方 2

【组成】黄药子 20g，蛤蟆胆 5 个，米醋适量。

【用法】将黄药子研末过筛，继将蛤蟆胆穿破取汁，加入黄药子末调匀，再加米醋适量调成膏，分 2 份分别敷于脐中及颈部瘿块上，纱布盖之，胶布固定。每天换药 1 次，10 天为 1 个疗程。

【说明】本方选用毒药来以毒攻毒，散结消肿。方中黄药子是化痰消瘿要药。本方虽药简而力强，故善治瘿瘤初起、瘤体肿硬之症。若同时每天用海带 30g、红糖 15g，水煎服，则效更佳。孕妇禁用。

方 3

【组成】五倍子、玄参、川贝母、陈醋各适量。

【用法】五倍子、玄参、川贝母放入砂锅内炒黄后研成末，晚睡前用陈醋调成膏敷于神阙。每天换药 1 次。

【说明】软坚化痰散结。适用于甲状腺结节、甲状腺炎症等病症。

第四节

神经系统病症

失 眠

失眠又称不寐、不得卧，是指经常不能获得正常睡眠，表现为经常性睡眠减少，或不易入睡，或睡眠短浅而易醒，甚或整夜不眠的一种病证。

失眠的原因很多。思虑劳倦、内伤心脾，久病虚弱、肾阴亏耗，突受惊恐、心胆气虚，以及饮食不节、宿食停滞等均可影响心神而导致失眠。

方 1

【组成】丹参、珍珠、硫黄各等量。

【用法】将上药共碾为细末，过筛贮瓶密封备用。用时先将患者脐孔用温开水洗净，取药末 0.3g，趁湿填入患者脐孔，盖以棉球，外用胶布封固。每 4 天换药 1 次，病愈方可停药。

【说明】本方适用于各种原因所致之失眠。孕妇慎用。

方 2

【组成】黄连、肉桂各适量。

【用法】上药共研细末，蜜调敷脐。每天换药 1 次。

【说明】本方适用于心肾不交之失眠。

方 3

【组成】黄连 6g，朱砂、五味子各 5g。

【用法】上药共研细粉每次取 0.3g 填脐，胶布固定。每天换药 1 次。

【说明】本方适用于心火偏旺，失眠不安。孕妇及肝肾功能不全者禁用。

方 4

【组成】朱砂、茯神各 10g，琥珀、酸枣仁各 12g，丹参 15g。

【用法】上药共研细末，每次 2g，蜜调敷脐。每天换药 1 次。

【说明】本方适用于神经症，心烦失眠，头痛，记忆力减退。孕妇及肝肾功能不全者禁用。

头 痛

头痛是患者的一种自觉症状，临床上颇为常见，可单独出现，亦可见于多种急慢性疾病。本篇所指的头痛，主要是内科杂病范围内以头痛为主要症状者。

头痛的病因很多，六淫之邪外袭，上犯巅顶，邪气羁留，阻抑清阳，或内伤诸疾导致气血逆乱，瘀阻经络，脑失所养，均可发生头痛。

（一）风寒外袭

方

【组成】胡椒、百草霜各 30g，葱白适量。

【用法】将胡椒研为极细粉末，加入百草霜混合均匀，贮瓶备用。用时取药末 6g，同葱白共捣烂如泥状，敷于患者肚脐上，盖以纱布，胶布固定。

【说明】本方适用于风寒型头痛，症见头痛时作、痛连项背、恶风畏寒、遇风尤剧、口不渴、苔薄白、脉浮。敷药后令患者覆被而卧，并吃热粥以助药发汗，汗出痛止。

（二）寒湿内阻

方 1

【组成】芥菜子适量。

【用法】将芥菜子研细末，温水调敷脐内，隔衣以壶盛热汤熨之，持续 40 分钟。每天 1 次。

【说明】本方适用于寒湿头痛。

方 2

【组成】大蒜适量。

【用法】将大蒜切片放到肚脐上，用艾灸蒜片，至患者口中呼出大蒜气即可。

【说明】本方适用于剧烈头痛。

（三）肝阳上亢

方 1

【组成】炒决明子 30g。

【用法】将决明子研为细末，贮瓶备用。用时取药末 6g，以清茶水调如糊状，分别敷于患者脐孔及双侧太阳穴上，盖以纱布，胶布固定。药干则更换新药。

【说明】本方适用于肝阳上亢型头痛，症见头痛日久不愈、时发时止、发作时头痛剧烈、掣痛不止、部位或左或右、痛连眉梢、或见目昏而不能睁、头痛而不能抬举、舌淡红、苔薄、脉弦。

方 2

【组成】生石膏 6g，川芎、白芷各 3g，伤湿止痛膏 1 贴。

【用法】将生石膏、川芎和白芷共研为细末，贮瓶备用。临用前先将患者脐孔皮肤洗净，然后取药末 2g，置于脐孔内，盖以棉球，外以伤湿止痛膏封贴。每天换药 1 次。

【说明】本方适用于偏头痛，症见头痛剧烈、部位固定、疲劳或情绪激动时易发。

眩　晕

眩晕是患者的一种自觉症状，可见于许多疾病。眩是眼花，晕是头晕，两者常同时并见，故统称为眩晕。轻者闭目即止；重者如坐车船，旋转不宁，不能站立，或伴有恶心、呕吐、汗出，甚则昏倒等症状。

本病的发生以虚者居多，如阴虚则易肝风内动，血少则脑失所养，精亏则髓海不足，均易导致眩晕。实证则多与痰有关。如痰浊壅遏或痰火上蒙，亦可形成眩晕。

现代医学中的梅尼埃病、贫血、高血压病、脑动脉硬化、神经衰弱等疾病临床表现以眩晕为主症的，均可参照本篇辨证施治。

（一）肝阳上亢

方 1

【组成】白芷、川芎、吴茱萸各等量。

【用法】将以上诸药混合共碾成细末，装瓶备用。用时取药末适量，以温水调成糊状，直接敷于患者肚脐上，用纱布覆盖，胶布固定。每 2 天换药 1 次，病愈方可停药。

【说明】本方适用于肝阳上亢型眩晕，症见眩晕头胀、面色红赤、烦躁易怒、失眠多梦、舌质红、苔薄黄、脉弦。

方 2

【组成】吴茱萸（胆汁拌制）100g，龙胆 50g，硫黄 20g，朱砂 15g，白矾 30g，小蓟根汁适量。

【用法】先将前 5 味药粉碎为末，过筛，加入小蓟根汁，调和成糊。取药糊敷于神阙、双涌泉穴上，每穴用 10～15g，上盖纱布，胶布固定。每 2 天 1 换，

10 天为 1 个疗程。

【说明】孕妇及肝肾功能不全者禁用。

方 3

【组成】吴茱萸、肉桂、磁石各 30g，蜂蜜适量。

【用法】上药共研细末，每次取 5～10g，用蜜调成药饼贴于脐中、涌泉穴，常规方法固定，再以艾条点燃悬灸 20 分钟。每天 1 次，10 次为 1 个疗程。

（二）痰浊内盛

方 1

【组成】胆南星、白矾、川芎、郁金各 12g，白芥子 30g，生姜汁适量。

【用法】将前 5 味药共碾成细末，贮瓶密封备用。用时取药末适量，加入生姜汁调和成膏状，敷于患者脐孔上，盖以纱布，胶布固定。每天换药 1 次，10 天为 1 个疗程。

【说明】本方适用于痰浊中阻型眩晕，症见眩晕而见头重如蒙、胸闷恶心、食少多寐、苔白腻、脉濡滑。

方 2

【组成】吴茱萸、生姜各 30g，半夏 15g，熟大黄 10g，葱白（带须）7 根。

【用法】上药共为粗末，放铁锅内加醋适量炒热，分作 2 份，分别以纱布包裹，趁热放脐上熨之，两包轮流，冷则换之。每次 30～60 分钟，每天换药 2～3 次，连用 3～7 天。

癫　痫

癫痫俗称羊痫风，是一种发作性神志异常的疾病。其特征为发作性精神恍惚，甚则猝然昏倒，昏不知人，口吐涎沫，两目上视，四肢抽搐，或口中发出怪叫声，苏醒后一如常人。本病的发生多与大惊大恐、忧思郁怒导致脏腑功能失调，以及脑部外伤、饮食失节、劳累过度、先天遗传等因素有关，其病机主要为痰浊阻滞、风阳内动，神窍闭塞，清窍失养，从而引发发作性神志异常。

根据发作时的症状特点，癫痫可分为大发作、小发作和局限性发作三种类型：大发作表现为突然昏倒，昏不知人，口吐涎沫，两目上视，四肢抽搐，或口中发出异常叫声，发作后可自行苏醒；小发作表现为短暂的精神恍惚，意识丧失，动作中断，持续数秒至数十秒，发作后可继续之前的动作；局限性发作表现为身体某一部分的抽搐或感觉异常，发作时意识清楚。可根据相应类型参照本篇辨证施治。

（一）肝阳上亢

方 1

【组成】吴茱萸 60g。

【用法】将吴茱萸研为极细粉末，装瓶备用。用药前先用温开水将患者脐孔皮肤洗净，取药末适量，趁湿填满脐窝，外用胶布封固。每 3～5 天换药 1 次，5 次为 1 个疗程。

【说明】本方适用于急躁易怒，舌红少津的肝阳上亢型癫痫。

方 2

【组成】硼砂、丹参各 1g，苯妥英钠 0.25g。

【用法】将上药混合共研成细末，装瓶备用。每次取药末约 0.2g，将患者脐孔皮肤用温水洗净后纳入药末，盖以棉球，外用胶布封固。每天换药 1 次，10 次为 1 个疗程。本方应在临床医师指导下使用。

方 3

【组成】芫花 50g（醋浸 1 天），明雄黄 6g，胆南星 10g，白胡椒 5g。

【用法】上药混合粉碎为末，过。取药末 10～15g，填放脐内，覆以纱布，胶布固定。3～5 天换药 1 次，连续 3 个月为 1 个疗程。

【说明】治疗期间，禁忌油腻、猪肉及刺激性食物。孕妇禁用。

（二）痰浊上蒙

方 1

【组成】巴豆、麦冬、薄荷各 15g，白矾、猪牙皂、茯苓、生半夏、天南星、橘核、贝母各 7.5g，广郁金 18g，雄黄、朱砂各 5g，石菖蒲 30g，琥珀 3g，鸡蛋 1 枚，生姜片适量。

【用法】将上诸药混合，研细末，取半匙用蛋清调匀成药丸。先用生姜片擦脐，再将药丸纳脐中，外用胶布固定。每天换药 1 次。

【说明】本方适用于浊蒙闭型癫痫。本方限医师指导下使用，孕妇禁用。

方 2

【组成】白颈蚯蚓（焙干）1 条，白矾 3g，胆南星 10g，白附子、半夏各 9g，白胡椒、川乌各 5g，芭蕉根汁 1 小杯。

【用法】将前 7 味药研细末，芭蕉根汁调成糊，取适量，填脐中，外盖纱布，胶布固定。每天换药 1～2 次。

【说明】本方适用于寒痰内蒙所致的癫痫。孕妇禁用。

方 3

【组成】醋芫花 10g，胆南星、雄黄各 3g，白胡椒挥发油 0.05ml。

【用法】将前 3 味药混合共研成细末，加入白胡椒挥发油再研匀，贮瓶密封备用。用药前先将患者脐孔皮肤用温开水洗净擦干，取药末 0.15g，填入脐孔，盖以棉球，外用胶布封贴。第 1 次敷药 12 天后换药，以后每 5 天换药 1 次，病愈方可停药。

【说明】孕妇禁用。

面肌痉挛

面肌痉挛指一侧面部肌肉间断性不自主地阵发性抽动或无痛性强直，常先开始于眼轮匝肌，表现为一侧眼睑闪电样不自主地抽搐，较重者则扩展到同侧的其他面部表情肌，面部以牵引口角肌肉的抽搐最为明显，每日可发作数十次，甚至上百次。极个别的可在睡眠中发作，或两侧同时发生。病程长的患者，可伴有头晕、头痛、失眠、多梦、记忆力减退等症状。

中医学认为，本病的发生多因情志刺激、精神紧张、劳累伤脾、气血虚少或肝阴不足，筋脉失养，以致肝风内动，而致肉筋惕，遂发肌肉抽搐痉挛。

方 1

【组成】全蝎、僵蚕、防风、白芷、羌活、荆芥穗、天麻各 15g。

【用法】将上述药物混合共研成细末，贮瓶密封备用。临用前先用 75% 乙醇或温开水洗净患者脐孔皮肤，趁湿取药末填满脐孔，外用胶布封贴。每 2 天换药 1 次，病愈停药。

方 2

【组成】胆南星 8g，雄黄 3g，醋芫花 50g，黄芪 30g，马钱子 0.1g。

【用法】上药烘干研为细面，再喷入白胡椒挥发油，混匀，密封保存。用温水洗净并擦净患者脐部，取药 0.25g 敷入脐中，用胶布固定。2～7 天换药 1 次。

【说明】孕妇禁用。

方 3

【组成】天麻、防风、白芷、荆芥穗、羌活、辛夷、细辛、全蝎、僵蚕、白附子各等量。

【用法】上药共研末，贮瓶密封备用。取药末 10～15g 填塞入脐部，胶布固定。每天 1 换。

面神经麻痹

面神经麻痹，俗称歪嘴风。麻痹多为一侧，病侧面部表情完全丧失，鼻唇沟变浅，眼裂变大，眼睑不能闭合，额纹消失，口角歪向健侧，鼓腮时口角漏风，流口水，笑时口角㖞斜更为明显。

本病的发生多因人体气血不足，面部遭风寒的侵袭，致使经络瘀滞，筋脉失养。任何年龄都可发病，但以青壮年为多见。

方 1

【组成】蓖麻子 30g，生附子 10g，冰片 2g（冬季加干姜 6g）。

【用法】诸药混合捣蓉如膏贴脐中、地仓穴。左侧㖞斜贴右地仓，右侧㖞斜贴左地仓。贴药后上盖纱布，胶布固定。每天 1 换，病愈后即洗去。

【说明】本方适用于口眼㖞斜。

方 2

【组成】马钱子（炒至黄褐色）5g，芫花 20g，雄黄、白胡椒各 2g，胆南星 5g，川乌、白附子各 3g。

【用法】上药共研细末备用，每次取药末 10g，撒于胶布中间，制成 2 块，分贴于脐部及牵正穴上。2 天换药 1 次，5～10 天见效。

【说明】孕妇禁用。

方 3

【组成】大皂角末 50g，艾绒、米醋各适量。

【用法】将大皂角加醋调和成糊，再将艾绒捻制成艾炷如绿豆大小，数量不拘。取药糊敷于脐中、颊车穴上，左侧㖞斜者敷右颊车，右侧㖞斜者敷左颊车。敷药后令患者侧卧，在穴位上放艾炷点燃灸之，每穴灸 5～10 壮。每天 1～2 次。

【说明】本方具有温通络脉、祛散寒饮之功。

第五节
泌尿系统病症

肾炎（原发性肾小球肾炎）

原发性肾小球肾炎包括急性、慢性两种。急性肾小球肾炎多急性起病，表现为血尿、蛋白尿，中医可称之为“风水”，以水肿为主要表现的急性肾炎可见于中医的“水肿”病；若以血尿为主，可按“尿血”论治。慢性肾小球肾炎以蛋白尿、血尿、水肿、高血压和肾功能不全为临床特征，中医常称之为“虚劳”，以大量蛋白尿为主，同时伴有面色白、全身困倦无力、心慌气短、手脚心发热、失眠多梦。

方 1

【组成】马蹄金适量。

【用法】将马蹄金捣烂如膏状，敷于患者肚脐上，盖以塑料薄膜，用绷带包扎固定。每天换药 1～2 次，10 天为 1 个疗程。

【说明】本方适用于急性肾炎水肿。马蹄金又名荷包草、黄疸草、小金钱草，味辛性凉，有清热利湿、解毒消肿之功。

方 2

【组成】生姜、青葱、大蒜各 24g。

【用法】将上药共捣烂如泥状，敷于患者脐孔上，外以纱布覆盖，胶布固定。每天换药 3 次，10 天为 1 个疗程。

【说明】本方适用于急、慢性肾炎水肿。通常敷药 2 天后，小便量即逐渐增多，水肿也随之消退。

方 3

【组成】鲜鹤虱 60～100g，红糖、食盐各 10g。

【用法】将上药混合共捣烂如膏状，敷于患者肚脐上，覆盖油纸及纱布，胶布固定。每天换药 1 次，6～8 次为 1 个疗程。

【说明】本方适用于肾炎水肿。治疗期间须卧床休息，进低盐饮食。

方 4

【组成】马鞭草、乌桕叶、萱草根各 36g，生姜 9g，葱白 3 根。

【用法】将上药混合共捣烂如膏状，敷于患者肚脐上，以塑料薄膜覆盖，绷带包扎固定，再用热水袋熨于肚脐处，持续 30 分钟。每天换药热熨 2 次。

【说明】本方适用于肾炎水肿。一般用药当天即尿量增多，水肿减轻。如复发，再用仍有效。

方 5

【组成】鲜葎草茎叶适量。

【用法】将鲜葎草茎叶捣如泥膏，外敷脐部药干即换。

【说明】本方适用于急性肾炎。

方 6

【组成】鲜浮萍 30g，生姜 3 片，青葱 3 根。

【用法】上 3 味同捣烂，温热敷肚脐上，一昼夜敷 3 次。

【说明】本方适用于肾炎。

方 7

【组成】商陆、京大戟、甘遂各等份。

【用法】将上述 3 味药混合研为细末，每次取药末 5～10g，撒布于神阙穴，盖以纱布，胶布固定。每天换药 1 次。

【说明】本方适用于急性肾炎水肿。孕妇禁用。

淋　证

淋证是指小便频数短涩，滴沥刺痛，欲出未尽，小腹拘急，或痛引腰腹的病证。本病的发生，主要是湿热蕴结下焦，或肝气郁久化火，阻于下焦，导致膀胱气化失常，小便不利，发生淋证。根据临床所见，本病可分为气淋、热淋、血淋、石淋、劳淋、膏淋 6 种。

现代医学中的泌尿系感染、泌尿系结石、泌尿系结核、前列腺炎、乳糜尿等均属本证范畴，可参考本篇进行施治。

（一）气淋

方 1

【组成】连须葱白 200～300g。

【用法】将葱白捣烂，蒸熟，趁热敷于患者肚脐上，盖以纱布，胶布固定。每天换药 1～2 次，病愈方可停药。

方 2

【组成】食盐 20g，淡豆豉 30g，艾炷适量。

【用法】将盐和淡豆豉共研为细末，贮瓶备用。用时取药末适量填满患者脐孔，再将艾炷置于药末上，点燃灸之，连续灸 27 壮。每天换药 1～2 次，3～5 天为 1 个疗程。

【说明】本方适用于气淋。

（二）热淋

方 1

【组成】黄芩、栀子各 12g，车前子、木通各 9g，行水膏药适量。

【用法】将方中前 4 味药混合共碾成细末，贮瓶备用。用时将行水膏药置水浴上溶化后，加入适量药末搅匀，分摊于布上，每贴重 20～30g，贴于患者的肚脐上。每 3 天更换 1 次。

【说明】本方适用于热淋，症见小便短数、灼热刺痛、溺色黄赤、少腹拘急胀痛，或有寒热、口苦、呕恶、大便秘结，苔黄腻、脉濡数。

方 2

【组成】木通、硝石各 30g，清阳膏 1 贴。

【用法】将木通和硝石共碾成细末，贮瓶备用。用时取药末 6g，以凉开水调和成膏状，敷于患者脐孔内，外用清阳膏封贴。每 3 天换药 1 次，2 次为 1 个疗程。

方 3

【组成】连翘、栀子、竹叶、木通各 12g，清阳膏药适量。

【用法】将方中前 4 味药共碾成细末，过筛，装瓶备用。用时将清阳膏药置水浴上溶化后，加入适量药末，搅匀，分摊于纸上或布上，每贴重 20～30g，贴于患者肚脐及小腹部。每 3 天更换 1 次。

【说明】方中若加入麦冬、生地黄各 15g，则收效更捷。

（三）血淋

方 1

【组成】麻黄根、血余炭各 6g，车前子 24g，地骨皮 60g。

【用法】将上药煎取药液，反复洗抹患者脐腹及腰部。每次 30 分钟，每天 2～3 次。

【说明】本方适用于血淋，症见小便热涩刺痛、尿色深红或有血块、疼痛满急加剧，或见心烦、苔黄、脉滑数。

方 2

【组成】黄柏、栀子各 30g，木通 10g，莴苣适量。

【用法】将方中前 3 味药共碾成细末，与莴苣共捣烂如膏状，敷于患者肚脐上，盖以纱布，胶布固定。每天换药 1～2 次，病愈为止。

方 3

【组成】小蓟、益母草、牛膝、车前子、血余炭各适量，清阳膏 1 贴。

【用法】将方中前 5 味药物共碾成细末，贮瓶备用。用时取药末适量，用凉开水调如糊状，涂于患者脐孔内，外用清阳膏封贴。每天换药 1 次。

方 4

【组成】鲜虎杖根 100g，乳香 15g，琥珀 10g，麝香 0.5g。

【用法】以鲜虎杖根和诸药混合，捣烂如膏（如无鲜虎杖根，可取干品粉碎为末，过筛，用葱白和诸药捣烂如膏用）。取药膏如枣大，放于胶布中间，贴敷在神阙、膀胱俞、肾俞穴上，每穴 1 张。每天换药 1 次。

【说明】本方适用于血淋、石淋。孕妇禁用。

（四）石淋

方 1

【组成】芒硝 30g，葱白 2 根，食盐少许。

【用法】将芒硝碾为细末，贮瓶备用。用时取药适量，与葱白、食盐共捣烂如膏状，敷于患者脐孔内，盖以纱布，胶布固定。每天换药 1 次，10 次为 1 个疗程。

【说明】本方适用于石淋，症见小便艰涩、排尿时突然中断、小腹拘急，或腰腹绞痛难忍、尿中带血、舌红苔薄黄、脉弦或数。

方 2

【组成】鲜白茅根适量，食盐少许。

【用法】将上药共捣烂如膏状，敷于患者脐部，外用纱布覆盖，胶布固定。每天换药 1 次，10 次为 1 个疗程。

方 3

【组成】生葱白 3～5 茎，生白盐少许。

【用法】上方共捣蓉如膏。取药膏如枣 1 块，放胶布中间，贴敷神阙、小肠俞、膀胱俞穴，每穴 1 张。每天换药 1 次。

方 4

【组成】田螺 7 个，淡豆豉 10 粒，连须葱头 3 个，车前草（鲜）3 棵，食盐少许。

【用法】上药共捣烂，作饼敷脐部。每天 1 换。

【说明】本方适用于泌尿系结石。

（五）劳淋

方 1

【组成】益智、附子、干姜、山茱萸各 15g，麝香 0.2g，黄酒适量。

【用法】将前 4 味药共碾为细末，贮瓶密封备用。用时取药末适量，加入麝香研匀，用黄酒调和如膏状，敷于患者脐孔内，外以纱布覆盖，胶布固定。每天换药 1 次，10 次为 1 个疗程。

【说明】本方适用于劳淋，症见淋证经久不愈，或时愈时发，每遇劳累即小便频急或尿痛，腰膝酸软，神疲乏力，舌质淡，脉虚弱。孕妇禁用。

方 2

【组成】葱白、童尿、黄土、食盐各适量。

【用法】将葱白、童尿和黄土共捣烂如膏状候用，再将食盐炒热，置脐孔内，用手指反复揉出汗后，旋即将药膏敷于患者肚脐上，盖以敷料，胶布固定。每天换药 1 次。

【说明】本方适用于劳淋。

（六）膏淋

方 1

【组成】白胡椒 9 粒，麝香 0.3g。

【用法】将上药分别研为细末，备用。用时先用温开水洗净患者脐孔皮肤，旋即将麝香末纳入脐孔内，再将胡椒末盖在上面，盖以软纸片或棉球，外用胶布封固。每 5 天换药 1 次，4 次为 1 个疗程。

【说明】本方适用于慢性前列腺炎或肾盂肾炎。孕妇禁用。

方 2

【组成】地龙 1 条，蜗牛 1 个。

【用法】上药共捣烂，用温水洗净脐部皮肤，将药敷脐。每天换药 1 次，10 次为 1 个疗程。

【说明】本方适用于膏淋。

方 3

【组成】近根葱白 3cm，艾炷 7 壮。

【用法】将葱白捣烂如膏状，直接敷于患者脐孔内，再将艾炷置于药膏之上，点燃灸之，连续灸 7 壮。每天换药 1 次。

【说明】本方适用于膏淋，症见尿浑浊如泔水，或带有滑腻凝块，排尿时热涩刺痛，舌质略红，脉滑。

方 4

【组成】丁香、肉桂各等份。

【用法】上药焙干，共研细末，过筛；黄酒或水调成膏，纱布包裹神阙穴，外用胶布固定。寒甚者，丁香、肉桂比例改为 1∶3。每天换药 1 次，5 次为 1 个疗程。

【说明】本方适用于尿频。

尿　浊

尿浊是以小便浑浊，白如泔浆，排尿时无疼痛为主症的病证。临床上常将其分为白浊、赤浊进行施治。

本病多由恣食肥甘厚味，脾失健运，酿湿生热，或病后湿热余邪未清，蕴结下焦，清浊不分，或病延日久，脾虚气陷，肾虚固摄无权等所致。若热盛伤络，络损血溢，则尿浊夹血；若脾虚不能统血，或肾阴亏损，虚火伤络，也可形成尿浊夹血。

本病相当于现代医学的前列腺炎、尿道炎等疾病。

方 1

【组成】牡蛎 30g，大蒜 45g。

【用法】将牡蛎研为细末，与大蒜共捣烂如泥状，敷于患者肚脐上，外用纱布覆盖，胶布固定。每天换药 1 次，7 次为 1 个疗程。

【说明】本方适用于白浊，症见小便呈乳白色、小腹坠胀、尿意不畅、面色无华、乏力，或进油腻食物则发作加重、舌淡、脉虚数。

方 2

【组成】鹿骨、龙骨、蛇骨、附子、木香、丁香、沉香、五灵脂、乳香、没药、雄黄、朱砂、胡椒、夜明砂、青盐各 3g，麝香少许，艾炷适量。

【用法】以上诸药除麝香、艾炷外，其余药物混合共碾成细末，贮瓶备用。用时先将麝香纳入患者脐孔内，以药末覆盖，再用薄槐树皮盖在脐孔上，并在脐周用面糊围一圈，然后将艾炷置于槐树皮上，点燃灸之，待热气入腹时止灸，盖以纱布，胶布固定。每 3 天换药 1 次，病愈为度。

【说明】本方适用于脾肾虚寒所致的尿浊，症见尿浑浊白如泔浆，排尿时无疼痛，兼见形寒肢冷、面色白、腰膝酸软、肢倦乏力、舌质淡胖、苔白、脉弱或沉迟无力。孕妇禁用。

方 3

【组成】椿根白皮 90g，干姜、白芍、黄柏各 30g，麻油、红丹各适量。

【用法】上药除红丹外，将其余药物浸入麻油中半天，移入锅中，用文火煎熬，至枯黄色后，过滤去渣。用熬油至滴水成珠时离火，徐徐加入红丹，并用力搅拌，收膏。倒入冷水中浸泡3～5天去火毒。每天换水1次。然后取出膏药晾干置阴凉处贮存。用时取膏药肉置水浴上溶化，分摊于纸上或布上，每贴重20～30g，贴于患者肚脐上。每3天更换1次，连续使用不超过7天。

【说明】本方适用于赤白浊。症见尿浑浊，或夹凝块，上有浮油，或带血丝、血块，或尿道有涩热感，口渴欲饮，苔黄腻，脉濡数。

癃　闭

癃闭是指尿量少，点滴而出，甚至尿路闭塞不通为主要表现的一种疾病。其中又以排尿不畅、点滴而短少、病势较缓者为“癃”；以尿闭塞、欲解不得出、胀急难通、病热较重者为“闭”。一般统称为癃闭。

本病的发生主要是三焦气化失常，膀胱气化不利所致。其病因主要是上焦肺热气壅，水道通调受阻；中焦湿热不解，下注膀胱；下焦命门火衰，不能化水行气。以肾与膀胱为发病主要脏器。

现代医学的膀胱结石、前列腺肥大、神经性排尿障碍及尿道外伤或炎症所致的尿潴留，均可参照本篇进行施治。

（一）寒性癃闭

方1

【组成】大皂角、半夏各15g，麝香0.5g，生姜3片。

【用法】将方中前3味药共研为细末，贮瓶密封备用。用时取药末5g，与生姜共捣烂成稠膏状，敷于患者脐窝内，以纱布覆盖，胶布固定，再用热水袋熨于脐部。

【说明】本方适用于寒性癃闭，症见尿点滴而下、甚则闭而不通、四肢不温，畏寒喜暖、舌淡苔白、脉沉迟。孕妇禁用。

方2

【组成】大皂角10g，连须葱头3个。

【用法】将大皂角研为细末，与葱头共捣烂成膏状，涂于患者肚脐上，盖以纱布，胶布固定。

【说明】本方适用于寒性癃闭。一般敷药2小时左右尿可通利。

方3

【组成】栀子4g，独头蒜（去皮）1枚，麝香0.3g，食盐少许。

【用法】诸药混合捣蓉如膏，摊于 5～8cm^2 胶布中央，贴于神阙穴位。一般 12～24 小时小便即通。重症可兼贴阴囊。

（二）热性癃闭

方 1

【组成】芒硝 36g，葱白 30g。

【用法】将上药混合共捣烂如膏状，敷于患者肚脐上，盖以纱布，胶布固定。

【说明】本方适用于热性癃闭。敷药的同时若配合热水袋熨之，则疗效更佳。

方 2

【组成】芒硝 30g，冰片 20g，伤湿止痛膏 1 贴。

【用法】将芒硝和冰片共研为细末，贮瓶密封备用。用时先将患者脐孔皮肤用温开水洗净，趁湿取药末填满患者脐孔，外用伤湿止痛膏封贴。

【说明】一般用药 2 小时左右小便可通利。若 3 小时后无效，可改用其他方法。

方 3

【组成】鲜青蒿适量。

【用法】将青蒿捣烂成膏状，敷于患者的肚脐上，盖以塑料薄膜及敷料各 1 块，胶布固定。

【说明】本方适用于尿潴留。敷药后患者下腹有清凉舒适之感，待排尿后即可去药。

（三）湿热下注

方 1

【组成】蚯蚓粪 15g，朴硝 30g。

【用法】将上药混合，用水调和成糊状，敷于患者肚脐上，药热则更换新药。

方 2

【组成】朴硝、白矾各 30g，葱白适量。

【用法】将朴硝和白矾共研为细末，贮瓶备用。用时取药末 30g，与葱白共捣烂如膏状，敷于患者肚脐上，盖以纱布，胶布固定。

【说明】敷药后 15 小时若无效，可换药 1 次。

方 3

【组成】莴苣 150g。

【用法】将莴苣捣烂如膏状，敷于患者肚脐上，盖以纱布，胶布固定。每天换药 3 次。

方 4

【组成】车前草、葱白各适量。

【用法】将上药共捣烂成膏状，贴敷于患者脐孔上，外以纱布覆盖，胶布固定。每天换药 3～4 次。

【说明】本方适用于湿热内蕴型癃闭。

（四）脾胃气虚

方

【组成】鲫鱼 1 条，麝香少许。

【用法】将鲫鱼除去内脏杂物后捣烂，再加入麝香拌匀，贴敷于患者脐孔上，盖以纱布，胶布固定。每天换药 1 次。

【说明】本方适用于脾虚气陷型癃闭。症见尿欲解不得，或量少，或尿闭，神疲气短，体倦乏力，饮食减少，面色萎黄，舌质淡，脉弱。孕妇禁用。

（五）下焦虚寒

方 1

【组成】附子、肉桂各 30g，葱白适量。

【用法】将附子和肉桂共碾成细末，贮瓶备用。用时取药末适量，与葱白共捣烂如膏状，敷于患者脐孔上，盖以纱布，胶布固定。每天换药 1 次。

【说明】症见尿滴沥不畅，排出无力，或有尿闭，面色白，神疲气怯，畏寒，舌淡，脉沉细。

方 2

【组成】葱白、白萝卜、生姜各适量。

【用法】将上药共捣烂如膏状，敷于患者脐孔上，盖以纱布，胶布固定。每天换药 1 次。

【说明】敷药后若配合热水袋熨之，则疗效更佳。

方 3

【组成】生姜 30g，淡豆豉 15g，食盐 6g，连须葱白 300～500g。

【用法】将上药共捣烂如膏状，在锅内炒热，敷于患者肚脐上，盖以敷料，胶布固定。药冷后再炒再敷，持续 40～60 分钟。每天 2～3 次。

（六）尿潴留

方 1

【组成】甘遂 2g，大蒜 2 瓣，艾炷 27 壮。

【用法】将甘遂研为细末，与大蒜共捣烂成稠膏状，涂于患者脐窝内，再将艾炷置于药膏之上，点燃灸之，连续灸27壮。

【说明】通常情况灸后排尿则逐渐通畅。

方2

【组成】皂矾、黄药子各少许。

【用法】上药研末敷脐中，上覆一毛巾，取温水缓慢从毛巾上向脐中滴入，使皂矾、黄药子徐徐溶化、吸收。

【说明】本方适用于老年人前列腺肥大性尿潴留。若施治半小时后无排尿，可重复使用，大多2～3次即可排尿。

方3

【组成】独头蒜1个，栀子3枚，盐少许。

【用法】捣烂，摊纸上贴脐。

【说明】本方适用于前列腺增生尿潴留。亦可用艾叶60g，石菖蒲30g，炒热布包敷脐。配服双虎通关丸（每丸含琥珀粉、虎杖、当归尾、桃仁、石韦各1g，大黄、海金沙各1.5g，土鳖虫2g）每次1丸，每天换药3次，用葎草、白花蛇舌草各30g煎汤送服。

尿失禁

凡不能随意控制而自行排尿者，称为尿失禁。临床上有2种证型。一为排尿频数，滴沥不断，虽知而不能自行控制，这种情况称之为尿失禁；二为夜间熟睡中不自觉的排尿，醒后方知，此为遗尿。尿失禁多见于老年人，睡中遗尿多见于儿童。

本病的发生，主要是肺脾气虚或肾气虚弱，影响膀胱不能约束排尿所致。

方1

【组成】赤石脂、附子各30g。

【用法】将上药混合共碾为细末，装瓶备用。用时取药末10g，以温开水调如泥状，敷于患者的脐窝内，外用纱布覆盖，胶布固定。每天换药1次，10次为1个疗程。

【说明】本方适用于肾气亏虚型或膀胱虚寒型尿失禁，症见形体衰弱、尿滴沥不断，或夜尿频数、头晕腰酸、两足无力、舌质淡、苔薄白、脉沉细弱。

方2

【组成】丁香1份，肉桂3份，黄酒适量。

【用法】将丁香和肉桂混合共研成细末，贮瓶备用。用时取药末10g，以黄酒调成膏状，涂于患者脐孔内，盖以纱布，胶布固定。每2天换药1次，5次为1个疗程。

【说明】本方适用于肾阳亏虚、膀胱气化不利所致尿失禁。

方3

【组成】肉桂、益智各30g，麝香0.5g，黄酒适量。

【用法】将前3味药混合共碾成细末，以黄酒调和成膏状，贮瓶密封备用。用时取药膏适量，填满患者脐窝，盖以纱布，胶布固定。每3天换药1次，5次为1个疗程。

【说明】本方适用于老年人尿失禁。

方4

【组成】洋葱头30g，硫黄15g。

【用法】上药混合捣烂每次取适量敷脐，盖上纱布，胶布固定。每天换药1次。

【说明】本方适用于小便失禁、老人尿崩、小儿遗尿。

尿 血

凡尿中混有血液，或伴有血块夹杂而下，排尿时不痛或痛不明显者称为尿血，亦称溺血或溲血。尿血的病变部位主要在肾和膀胱，其病因为热伤血络，或心、肝之火下移膀胱，损伤脉络，或脾肾不固，统摄无力等。

现代医学之尿道炎、急性肾炎、肾结石、肾结核、系统性红斑狼疮等，均可发生尿血，可参考本篇辨证施治。

方1

【组成】蒲黄、墨旱莲、车前子各20g，清阳膏2贴。

【用法】将蒲黄、墨旱莲和车前子共碾成细末，过筛，贮瓶备用。用时取药末12g，以凉开水调和成糊状，敷于患者脐孔内，外用清阳膏封固，同时将另一贴清阳膏贴于小腹部。每2～3天换药1次，血止方可停药。

【说明】本方适用于下焦热盛所致的尿血，症见尿黄赤不畅、灼热，尿血鲜红，或伴有小腹胀热不舒，舌尖红、苔黄、脉数。

方2

【组成】黄柏30g，莴苣适量。

【用法】将黄柏研为细末，装入瓶中备用。用时取药末适量，同莴苣共捣烂如膏状，分别敷于患者的肚脐及双侧膀胱俞穴上，盖以纱布，胶布固定。每天换药2次。

【说明】本方适用于急性尿血。膀胱俞穴在骶部，当骶正中嵴旁 1.5 寸，平第 2 骶后孔。

尿石症

尿石症又称尿结石。根据结石所在位置，尿石症可分为肾结石、输尿管结石、膀胱结石和尿道结石。肾和输尿管结石称为上尿路结石，膀胱和尿道结石称为下尿路结石。结石可引起上腹或腰部钝痛，出现肾绞痛。常伴有尿频、尿急症状及尿道和阴茎头部放射痛。根据结石对黏膜损伤程度的不同，可表现为肉眼或镜下血尿，以镜下血尿更为常见。结石伴有感染时，可有尿频、尿痛，如果继发急性肾盂肾炎或肾积脓时，可有发热、畏寒、寒战等全身表现。

方 1

【组成】猪苓、车前子、地龙各 10g，针砂（醋煮炒干）12g，葱汁适量。

【用法】将前 4 味药共研为细末，贮瓶备用。用时取药末 9g，以葱汁调和如膏状，敷于脐部，盖以纱布，胶布固定。每天换药 1 次。

【说明】本方有清热排石、利尿通淋之功，善治肾及尿路结石症引起的小便点滴不出之症。

方 2

【组成】猪牙皂 30g，蜂蜜适量。

【用法】将猪牙皂研为细末，贮瓶备用。用时取药末 6g，以蜂蜜调和为丸，直接纳入患者脐孔内，上覆热毛巾，冷则更换，熨至小便通畅为度。

【说明】本方适用于肾及尿路结石症。一般热熨 1 小时左右排尿通畅。孕妇禁用。

方 3

【组成】寒水石 60g，滑石、血余炭（发灰）、车前子、木通各 20g，葱白适量。

【用法】将前 5 味药共碾成细末，加入葱白共捣烂如膏状，敷于患者肚脐上，盖以敷料，胶布固定。每天换药 1 次。

【说明】本方适用于湿热内蕴而致的尿石症，症见尿滴沥、尿闭等。

方 4

【组成】猪苓、车前子、地龙各 10g，硼砂（醋煮炒干）12g，葱汁适量。

【用法】将方中前 4 味药共研为细末，贮瓶备用。用时取药末 9g，以葱汁调和如膏状，敷于患者脱离脐部，盖以纱布，胶布固定。每天换药 1 次。

【说明】本方适用于肾及尿路结石症而致尿闭。方中若加甘遂适量，则收效更捷。

方 5

【组成】海金沙 6g，车前草 3g，热糍粑 1 团。

【用法】前 2 味药共研细末，放入糍粑内，贴脐部，布带束住。每日换药 1～2 次，连贴 3～5 日。

【说明】海金沙、车前子均为清热排石、利尿通淋之品，以热糍粑包敷则药力增强。故善治下焦湿热蕴积所致结石，症见尿闭。

第六节
其他内科病症

中 暑

中暑亦称中暍，指感受暑邪，以高热、汗出或肤燥无汗，烦躁，口渴，或呕恶、腹痛为主要表现的急性病证。本病多因人在夏季长时间受烈日暴晒，或高温环境影响下，体质虚弱，抗病能力低下，暑邪乘虚侵入人体而发病。

本病在临床上有轻重之分。轻者面赤身热，头晕头痛，恶心欲呕，烦热口渴；重者则突然闷倒，昏不知人，面色苍白，或四肢抽搐，牙关紧闭。

方 1

【组成】清凉油 1 盒。

【用法】将清凉油适量填入患者脐孔中，用手指轻轻按之，再用清凉油涂于双侧太阳穴，并按揉穴位。

【说明】本方适用于中暑轻症，症见面赤头晕头痛、恶心欲呕、烦热口渴、倦怠嗜睡、肌肤灼热、舌苔黄腻、脉象濡数。通常用药后半小时症状即逐渐减轻而病愈。太阳穴在颞部，当眉梢与目外眦之间，向后约一横指的凹陷处。

方 2

【组成】毛巾 2 条，热水 1 盆。

【用法】将毛巾蘸热水熨于患者的肚脐及下腹部，冷则更换。

【说明】遇到此类患者，应立即把患者抬到阴凉处，再运用此法。若配合掐人中穴，可促使患者尽快苏醒，醒后须忌饮冷水，否则病情加重。

方 3

【组成】硫黄、硝石各 30g，白矾、雄黄、滑石各 15g，面粉 12g。

【用法】将以上诸药混合共研成细末，过筛，装瓶备用。用时取药末适量，加水调和成膏状，敷于脐孔上，盖以纱布，胶布固定。每天换药 1 次。

【说明】症见身热头痛，烦渴呕吐，昏闷不食，舌淡红，苔黄腻，脉濡数。

孕妇、儿童禁用。

方 4

【组成】北细辛、猪牙皂各 9g。

【用法】上药共研细末，取药末适量加水调如糊状，涂擦脐中心及脐周。另取药末少量吹入患者鼻孔内，待喷嚏时即可苏醒。孕妇禁用。

鼻 衄

凡血液不循常道，而上溢于鼻腔，渗出体外，非由外伤所致，称作鼻衄。本病的发生多与肺、胃、肝三脏失调有关。或因肺胃热盛、灼伤鼻络；或因肝火上炎，迫血妄行；或因胃热炽盛，血热妄行所致。

临床上各种原因引起的非外伤性鼻出血，均可参照本篇辨证施治。

方 1

【组成】黄芩、桑白皮、生地黄、玄参、侧柏叶各 15g，清阳膏 2 贴。

【用法】上方除清阳膏另用外，其余药物共碾成细末，贮瓶备用。用时取药末适量，以凉开水调和成膏状，涂于患者脐孔内，外用清阳膏封固，同时将另一贴清阳膏贴于背部第 6、7 胸椎处。每 3 天换药 1 次。

【说明】本方适用于热邪犯肺所致的鼻衄，症见鼻燥血衄、口干咽燥，或兼有身热、咳嗽少痰等，舌质红、苔薄、脉数。

方 2

【组成】生石膏 30g，知母 15g，麦冬 18g，黄芩、牛膝各 12g，清阳膏药适量。

【用法】将前 5 味药共碾成极细粉末，过筛，装入瓶中备用。用时将清阳膏药置水浴上溶化，加入适量药末，搅匀，摊于布上，每贴重 20～25g，分别贴于患者的肚脐及胃处。每 2～3 天更换 1 次。

【说明】本方适用于胃热炽盛所致的鼻衄，症见鼻衄或兼齿衄、血色鲜红、口渴欲饮、鼻干、口干臭秽、烦躁、便秘、舌红、苔黄、脉数。

方 3

【组成】龙胆、柴胡各 15g，栀子、黄芩各 12g，生地黄、白茅根各 18g，木通 9g，清阳膏 1 贴。

【用法】上方除清阳另用外，其余药物混合共碾成细末，贮瓶备用。用时取药末适量，以凉开水调成稠膏状，敷于患者脐孔内，外用清阳膏封贴。每 2～3 天换药 1 次。

【说明】本方适用于肝火上炎所致的鼻衄，症见鼻衄、头痛、目眩、耳鸣、烦躁易怒、两目红赤、口苦、舌红、脉弦数。

汗　证

汗证是由于阴阳失调、腠理不固而致汗液外泄失常，以全身或局部非正常出汗为主要表现的疾病。不因外界环境因素的影响，而白天时时汗出，动辄汗出淋漓者，称为自汗；睡眠中汗出如洗，醒来汗止者，称为盗汗。

汗证的产生，多由于素体虚弱，湿热内盛，邪热郁蒸，阴虚火旺而导致腠理疏松，汗液外泄。汗证以属虚者为多。自汗属气虚不固，盗汗多属阴虚内热。

汗证既可单独出现，也可以伴见其他疾病过程中，本篇所论述的汗证属于前者。因其他疾病所致者，在治疗原发疾病的基础上，也可参照本篇辨证施治。

（一）自汗

方 1

【组成】五倍子、煅龙骨各 30g。

【用法】将上药混合共研为细末，过筛，贮瓶备用。用时取药末 10g，以陈醋调和成膏状，敷于患者肚脐上，盖以纱布，胶布固定。每天换药 1 次，6 次为 1 个疗程。

【说明】本方适用于气虚或阳虚自汗，症见自汗、少气懒言、神倦乏力，或头晕目眩、畏寒肢冷、活动后诸症加重、舌淡、脉弱。

方 2

【组成】何首乌 30g。

【用法】将何首乌研为细末，装瓶备用。用时取药末 6g，以唾液调成糊状，敷于患者脐窝内，盖以纱布，胶布固定。每天换药 1 次，6 次为 1 个疗程。

【说明】本方适用于气虚自汗。也可将本方换为何首乌 20g、浮小麦 30g，功效亦佳。

方 3

【组成】五倍子、郁金各等份，蜂蜜（炼）适量。

【用法】前 2 味药混合粉碎为末，过筛，加入蜂蜜适量调制成膏。取药膏分别贴于神阙、涌泉、灵墟穴上，盖以纱布，胶布固定。每天换药 1 次，7～10 天见效。

方 4

【组成】黄芪 15g，麻黄根、艾叶各 20g，白术、防风、白芷各 10g。

【用法】加水600ml煎煮上方，待药汁煎至约300ml，去渣。将2个洁净口罩浸泡其中，温度适宜后，将口罩覆盖神阙、关元穴15分钟。然后重新将口罩浸泡药汁，再敷于肺俞、大椎两穴15分钟。每天换药1次。

【说明】本方适用于气虚自汗。

方5

【组成】黄芪、白术、防风、党参各5g，五倍子、五味子各10g，米醋适量。

【用法】上药共研为细末，米醋调外敷脐中，外盖纱布，胶布固定。每天换药1次。

【说明】本方适用于表卫不固、气虚自汗。

（二）盗汗

方1

【组成】五倍子、枯矾各30g。

【用法】将上药共碾成细末，贮瓶备用。用时取药末适量，用温开水调和成糊状，贴敷于患者脐孔内，纱布覆盖，胶布固定。每天换药1次，8～10次为1个疗程。

【说明】本方适用于自汗、盗汗。

方2

【组成】五味子10g，朱砂2g。

【用法】将五味子和朱砂共研为细末，过筛，装瓶备用。用时取药末2g，以凉开水调成糊状，临睡前敷于患者脐孔内，盖以纱布，胶布固定。每晚临睡前换药1次，10次为1个疗程。

【说明】本方适用于肺结核病盗汗。孕妇及肝肾功能不全者禁用。

方3

【组成】乌梅10枚，生地黄10g，浮小麦15g，大枣5枚，白芷9g，黄芪、透骨草各12g。

【用法】加水600ml煎上方，待药汁煎至约300ml，去渣。将口罩浸于药内，待温度适中时敷盖于神阙、气海穴约15分钟。后重新将口罩浸药汁敷于肺俞、心俞两穴15分钟。每天1次。

【说明】本方适用于阴虚盗汗。

方4

【组成】五味子、五倍子各100g。

【用法】上2味共研细末，加入75%乙醇适量调成糊状，使用时将厚糊剂适量放在塑料薄膜或不透水蜡纸上，贴在肚脐正中，以胶布固定。24小时换药1次。

虚　劳

虚劳亦称虚损、劳损，是由多种原因所致，以脏腑亏损、气血阴阳不足为主要病机的多种慢性衰弱证候的总称。本病主要由于先天禀赋不足，体质虚弱，后天失养，病久体虚，失于调理，劳倦内伤，久虚不复所引起。

现代医学许多慢性疾病过程中出现的各种虚损证候，均可参考本篇进行施治。

方 1

【组成】牛肚 1 个，黄芪 250g，党参、白术、当归各 187g，熟地黄、半夏、香附、麦冬各 125g，茯苓、五味子、白芍、益智、补骨脂、核桃肉、陈皮、肉桂、甘草各 62g，砂仁、木香各 22g，干姜 15g，大枣 10 枚，麻油、黄丹各适量。

【用法】用麻油先熬牛肚，去渣，再入除红丹外的全部药物，至枯黄色后，过滤去渣。再熬油至滴水成珠时离火，徐徐加入红丹，并用力搅拌，收膏。倒入冷水中浸泡 3～5 天去火毒。每天换水 1 次。然后取出膏药置水浴上溶化，摊涂纸上或布上，每贴重 20～30g，贴于患者肚脐及膻中穴。每 3 天更换 1 次，连续使用不超过 7 天。

【说明】本方有补益元气之功，适用于元气不足，症见少气懒言、神倦乏力，或有头晕目眩、自汗，活动后诸症加重，舌质淡、脉细弱。方中若加入黄柏、知母、龟甲胶各 62g，则疗效更佳。膻中穴位于前正中线上，两乳头之间。

方 2

【组成】龙骨、蛇骨、狗骨、木香、雄黄、朱砂、乳香、没药、丁香、胡椒、夜明砂、五灵脂、小茴香、附子、青盐各等量，麝香 0.5g。

【用法】除麝香另研细末外，其余药物共碾成细末，过筛，装瓶密封备用。用时先将麝香纳入患者脐孔中央，再取药末填满脐孔，点燃艾条隔药悬灸 30 分钟，灸后用纱布覆盖，胶布固定。每 3～5 天重复 1 次，病愈为止。

【说明】本方适用于诸种虚损、阴虚、血虚、阳衰、气弱等。孕妇禁用。

方 3

【组成】川乌、乳香、没药、川续断各 6g，麝香 0.3g。

【用法】除麝香另研细末另用外，其余药物共碾成细末，贮瓶备用。用时先将麝香纳入患者脐孔中，再取药末填满患者脐孔，盖以薄槐树皮，上放艾炷，点燃灸之。至患者腹中作响，大便泻下涎物为止。每 3 天换药 1 次。

【说明】本方适用于虚劳，症见骨蒸劳热、咳嗽吐血、舌红少苔、脉细数。灸后服米汤，吃白粥，饮少量黄酒，以助药力。孕妇禁用。

晕动病

乘车、船或飞机时，因摇摆、颠簸、旋转或加速等刺激，使前庭系统功能紊乱而致的一系列自主神经功能失调症状，称为晕动病。临床表现有恶心、呕吐、头晕、乏力、心搏加速、面色苍白、出冷汗，重者可出现血压下降、呼吸急促，甚至虚脱。疲劳、失眠或素有慢性疾病者易发生本病。

方 1

【组成】风油精。

【用法】将风油精数滴入肚脐眼，外用伤湿止痛膏或胶布封固。

【说明】风油精有祛风醒脑之功，故可用于晕车、晕船的防治。儿童≤2 滴，孕妇慎用。

方 2

【组成】生姜 1 片，伤湿止痛膏 1 张。

【用法】将生姜片放肚脐内，伤湿止痛膏固定，乘车船前 30 分钟贴。

【说明】生姜为止呕圣药，辅以伤湿止痛膏则疗效更加显著，故可治晕车、晕船引起的恶心、呕吐、头痛之证。单用伤湿止痛膏 1 张敷脐也有效。

痹　病

痹病是指人体感受风寒湿邪的侵袭，使气血阻塞，运行不利，引起肢体关节肌肉疼痛、酸楚、麻木、屈伸不利或关节肿胀的一类疾病。

痹病的发生与气候变化、生活环境、个人体质及抗病能力等因素有关。一般是在人体气血不足、腠理不密、卫阳不固的情况下风寒湿邪乘虚侵袭而发病。痹病一般分行痹、著痹、痛痹进行论治。

现代医学的风湿热、痛风、风湿性肌炎、风湿性关节炎、类风湿关节炎均属本证范畴，可参考本篇辨证施治。

方 1

【组成】当归、川芎、白芷、陈皮、苍术、厚朴、半夏、麻黄、枳壳、桔梗各 3g，干姜、吴茱萸各 1.5g，甘草 1g，羌活 6g，草果 5g，黄芩 4.5g，薏苡仁 9g，散阴膏 2 贴。

【用法】除散阴膏外，其余药物共碾成细末，贮瓶备用。用时取药末 9g，以温开水调如泥状，纳入患者脐孔内，外用散阴膏封贴，同时将另一贴散阴膏贴于命门穴。每 3 天更换 1 次，5 次为 1 个疗程。

【说明】本方适用于着痹，症见肢体关节重着、酸痛或有肿胀，痛有定处，下肢为甚，手足沉重，肌肤麻木不仁，苔白腻，脉濡缓。命门穴位于第2腰椎棘突下。

方2

【组成】当归、川芎、白芷、陈皮、苍术、厚朴、半夏、麻黄、枳壳、桔梗各3g，干姜、桂枝、吴茱萸各1.5g，羌活、独活各6g，散阴膏药适量。

【用法】除散阴膏药外，其余药物共碾成细末，装瓶备用。用时将散阴膏药置水浴上溶化，加入适量药末，搅匀，摊涂布上，每贴重20～30g，贴于患者肚脐及命门穴上。每3天更换1次。

【说明】本方适用于痛痹，症见肢体关节疼痛较剧，痛有定处，得热痛减遇寒痛增，关节不可屈伸，局部皮色不红，触之不热，苔薄白，脉弦紧。

方3

【组成】附子、木香、炒吴茱萸、马兰子、蛇床子、肉桂各12g，生姜汁适量。

【用法】将前6味药共碾成细末，装瓶备用。用时取药末6g，以生姜汁调如膏状，敷于患者脐孔内，外盖纱布，胶布固定。每天换药1次，10次为1个疗程。

【说明】本方适用于痛痹或行痹。行痹症见肢体关节酸痛，游走不定，关节屈伸不利，或见恶风发热，苔薄白，脉浮。孕妇禁用。

腰　痛

腰痛是指以腰部疼痛为主要症状的一类疾病，可表现为腰部的一侧或两侧疼痛。因腰为肾之府，故腰痛与肾的关系最为密切。

引起腰痛的原因很多。凡感受寒湿之邪，或负重扭伤，以致邪阻经络，气血不和，或因素体虚弱多病，年老精衰，不能濡养经脉，均可发生腰痛。

方1

【组成】木香、桂枝、肉桂、附子、炒吴茱萸、马兰子、蛇床子各15g，面粉、生姜汁各适量。

【用法】将方中前7味药共碾成细末，贮瓶备用。用时取药末适量，加入面粉拌匀，用生姜汁调和如泥状敷于患者肚脐及腰部痛处，外以纱布覆盖，胶布固定。每天换药1次，10次为1个疗程。

【说明】本方适用于寒湿腰痛。症见腰部冷痛重着，转侧不利，逐渐加重，静卧痛不减，遇阴雨天加重，苔白腻，脉沉而迟缓。

方2

【组成】海艾、蛇床子各15g，木鳖子4个。

【用法】将上药共碾成细末，装入布袋内，平摊于患者脐部，再用热水袋熨之。每天换药2次。

【说明】本方适用于寒湿腰痛。孕妇慎用。

臌　胀

臌胀是以腹部膨胀如鼓，皮色苍黄，甚则青筋暴露为特征的一种病证。本病的病因比较复杂，有因于情志郁结，气失条达，肝脾受伤者；有因于饮食不节，嗜酒过度，脾胃受伤，运化失职者；有因黄疸、积聚等病，日久不愈而转变。病变多在肝、脾、肾三脏，而且相互影响，以致气血、水浊瘀积腹内，故腹部日渐胀大而成臌胀。

现代医学之肝硬化腹水、结核性腹膜炎、腹腔内肿瘤晚期、血吸虫病及其他引起肝脾大和腹水的一些病证均可参照本篇进行施治。

（一）水湿泛滥

方 1

【组成】甘遂、巴豆霜、木香各 3g。

【用法】将上药共碾成细末，贮瓶密封备用。用时取药末 1.5g，填入患者脐窝内，以纱布覆盖，胶布固定。每 1～2 天换药 1 次，10 次为 1 个疗程。

【说明】本方适用于水湿泛滥型臌胀，症见腹部胀大，甚则腹皮青筋显露，脐心突起，四肢不肿或微肿，苔白或白腻，脉弦。本方仅限医师指导下使用，孕妇禁用。

方 2

【组成】食盐适量，艾炷若干。

【用法】将食盐炒热，填满患者脐窝，再将艾炷置于盐面上点燃灸之，并加灸水分、中脘穴，持续 30 分钟。每天换药 1 次，10 次为 1 个疗程。

【说明】水分穴在上腹部，前正中线上，当脐中上 1 寸。中脘穴在上腹部，前正中线上，当脐中上 4 寸。

方 3

【组成】车前草 30g，大蒜 24g。

【用法】将上药共捣烂如膏状，贴敷于患者脐孔上，用纱布覆盖，胶布固定。每天换药 1 次，10 次为 1 个疗程。

（二）气血内阻

方 1

【组成】鸡内金、香橼、砂仁、沉香各 3g，生姜 30g，大蒜 27g，葱白 1 根，猪肚适量。

【用法】将前4味药研为细末，与其余药物共捣烂如膏状，敷于患者的肚脐上，盖以油纸及敷料，胶布固定。每2天换药1次，8次为1个疗程。

方2

【组成】巴豆3g，枳壳、沉香各5g，琥珀、莱菔子各9g，大黄16g，生姜皮汁适量。

【用法】将前6味药共碾成细末，贮入瓶中，密封备用。用时取药末适量，以生姜皮汁调和如膏状，直接敷于患者脐孔内，外以纱布覆盖，胶布固定。每天换药1次，10次为1个疗程。本方仅限医师指导下使用，孕妇禁用。

方3

【组成】食盐、芒硝各适量。

【用法】将食盐、芒硝在锅内炒热用布包裹，趁热熨于患者肚脐上，冷则再炒再熨，持续40分钟。每天换药2～3次。

【说明】本方适用于各型臌胀。

（三）肝硬化腹水

方1

【组成】车前草30g，肉桂9g，甘遂6g，独头蒜2个，葱白3根。

【用法】将方中前3味药共碾成细末，加入蒜和葱白，共捣烂如膏状，旋即敷于患者脐孔上，盖以纱布，胶布固定，再用热水袋熨于肚脐处。每天换药热熨1次，10次为1个疗程。

方2

【组成】商陆30g，生姜3片。

【用法】将商陆研为细末，贮瓶备用。用时取药末2g，与生姜共捣烂如膏状，敷于患者脐孔内，盖以纱布，胶布固定。每2天换药1次，5次为1个疗程。

【说明】商陆苦寒有毒，入脾、膀胱经，有泻水解毒之功，配合生姜外敷，则疗效可靠。

方3

【组成】白芥子2g，白胡椒5g，麝香少许。

【用法】将以上药物共研为细末，贮入瓶中，密封备用。用时取药末适量，以凉开水调成膏状，纳入患者洗净的脐窝中，纱布覆盖，胶布固定。每10日换药1次，3次为1个疗程。

【说明】本方适用于各种原因引起的腹水。

水　肿

水肿是体内水液潴留，泛溢肌肤，引起头面、眼睑、四肢、腹部以及全身浮肿的，称为水肿，是临床常见的病证之一。本病可分为阴水和阳水。凡外感风邪水湿引起的水肿，多属阳水，属实证，病在肺、脾；内伤饮食、劳倦、纵欲引起的水肿，多属阴水，属虚证，病在脾、肾。

现代医学中的急性肾炎、慢性肾炎、心脏病等以水肿为主要症状表现的，以及由于营养不良及内分泌失调等引起的水肿，均属本病范畴，可参考本篇进行施治。

（一）水湿壅滞

方 1

【组成】菟丝子、地龙各 15g，蓖麻子 27g，葱白 1 根，蜂蜜适量。

【用法】将前 4 味药混合共捣烂，加入蜂蜜调和成膏状，敷于患者肚脐上，盖以纱布，胶布固定。每天换药 1 次，10 次为 1 个疗程。

【说明】本方适用于实证水肿，症见突然浮肿，水肿自上而下，多从头面开始，后遍及全身，以上半身较著，按之凹陷，容易恢复，苔白，脉浮。

方 2

【组成】煅牵牛子、煅猪牙皂各 8g，木香、沉香、乳香、没药各 9g，琥珀 3g。

【用法】将上药混合共研成细末，混合均匀，贮瓶密封备用。用时取药末适量，用温开水调和成稠膏状，敷于患者肚脐上，纱布覆盖，胶布固定。每天换药 1 次，8～10 次为 1 个疗程。

【说明】本方适用于水肿的实证，兼有便秘者。孕妇禁用。

方 3

【组成】地龙、煅硼砂、猪苓各 30g，葱汁适量。

【用法】将前 3 味药混合共碾成细末，过筛，贮瓶密封备用。用时取药末 15g，以葱汁调和如膏状，直接敷于患者肚脐上，外以纱布覆盖，胶布固定每天换药 1 次，8～10 次为 1 个程。

【说明】本方适用于水肿的实证，还可在本方中加入甘遂适量，以加强利水消肿的作用。

方 4

【组成】赤小豆、商陆各 60g，丝瓜藤 15g，生姜适量。

【用法】将前 3 味药混合共碾成细末，贮瓶备用。用时取药末适量，与生姜共捣烂如膏状，敷于患者脐部，外盖纱布，胶布固定。每天换药 1 次，10 次为 1 个疗程。

【说明】本方适用于水肿的虚证。症见病起日久，反复发作，水肿自下而上，多为下肢先肿，或脘腹胀满，以下半身水肿较著，按之凹陷，恢复较慢，或见腰膝酸弱、头晕乏力，舌淡、苔白厚腻、脉沉。孕妇禁用。

（二）脾阳虚衰

方 1

【组成】苍术、白术、陈皮、甘草、猪苓、泽泻、茯苓、桂枝各 6g，散阴膏 2 贴。

【用法】将方中前 8 味药物混合共碾成细末，贮瓶备用。用时取药末 6g，以温开水调和成膏状，敷于患者脐孔内，外用散阴膏封贴，同时将另一贴散阴膏贴于命门穴。每 3 天换药 1 次，病愈方可停药。

【说明】本方适用于脾阳虚衰型水肿，症见身肿，腰以下为甚，按之凹陷不易恢复，脘腹胀闷、纳减便溏、神倦肢冷、小便短少、舌质淡、苔白腻或白滑、脉沉弱或沉缓。命门穴位于第 2 腰椎棘突下。

方 2

【组成】苍术、白术、厚朴、草果、大腹皮、木瓜、附子、车前子、牛膝各 3g，木香、炮姜各 1.5g，散阴膏药适量。

【用法】上方中除散阴膏药外，其余药物混合共碾成细末，贮瓶备用。用时将散阴膏药置水浴上溶化后，加入适量药末，搅匀，分摊于纸上或布上，每贴重 20～30g，贴于患者的肚脐及命门穴上。每 3 天更换 1 次，5 次为 1 个疗程。

方 3

【组成】白术、厚朴、独活、吴茱萸、肉桂、木香、八角茴香、花椒壳、肉豆蔻、陈皮、槟榔各 3g，附子 6g，泽泻 9g，散阴膏药适量。

【用法】上方中除散阴膏药外，其余药物混合共碾成细末，贮瓶备用。用时将散阴膏药置水浴上溶化后，加入适量药末，搅匀，分摊于纸上或布上，每贴重 20～30g，贴于患者的肚脐及命门穴上。每 3 天更换 1 次，5 次为 1 个疗程。

【说明】本方适用于脾肾两虚型水肿，症见全身浮肿、腰以下为甚，面色萎黄或白、纳少便溏、四肢厥冷、怯寒神疲、尿量减少或增多、舌质淡胖、脉沉细。

（三）肾阳衰微

方

【组成】熟地黄、山药、山茱萸、茯苓、牡丹皮、泽泻、桂枝、附子、车前子、牛膝各 9g，散阴膏 2 贴。

【用法】上方中除散阴膏外，其余药物混合共碾成细末，贮瓶备用。用时取药末适量，以温开水调和成膏状，敷于患者脐孔内，外用散阴膏封贴，同时将另一贴散阴膏贴于命门穴。每 3 天换药 1 次，5 次为 1 个疗程。

【说明】本方适用于肾阳衰微型水肿，症见面浮身肿、腰以下为甚、按之凹陷不起，心悸、气促、腰部冷痛酸重、尿量减少或增多、四肢厥冷、怯寒神疲、面色灰滞或白、舌质淡胖、苔白、脉沉细或沉迟无力。

（四）湿热下注

方 1

【组成】鲜葡萄根、鲜芦根、葱白各适量。

【用法】将上药洗净，共捣烂如膏状，敷于患者脐孔上，盖以纱布，胶布固定。每天换药 1～2 次，10 天为 1 个疗程。

【说明】本方适用于患肢肿胀、皮肤暗红发热、伴有下肢瘙痒或关节肿痛的水肿。

方 2

【组成】鲜土牛膝、大蒜各 24g。

【用法】将上药共捣烂如泥状，贴敷于患者肚脐上，盖以纱布，胶布固定。每天换药 1 次，10 次为 1 个疗程。

方 3

【组成】活蝼蛄 6 只。

【用法】将蝼蛄捣烂如膏状，敷于患者脐孔内，外以敷料覆盖，胶布固定。每 2 天换药 1 次，水肿消退为度。

【说明】本方有利尿消肿之功，蝼蛄味咸性寒，入胃、膀胱经，功专利水退肿。

方 4

【组成】京大戟、芫花、甘遂、海藻各 10g，甘草适量。

【用法】将前 4 味药碾成细末，贮瓶备用，甘草煎水候用。用时取药末适量，以陈醋调和如膏状，敷于患者脐孔内，外以纱布覆盖，胶布固定，再服下甘草水。每天换药 1 次，6 次为 1 个疗程。

【说明】方中甘草反大戟、芫花、甘遂、海藻，而在运用中，前 4 味为外敷，后 1 味为内服，取其药性相反而奏效。孕妇禁用。

第三章 敷脐疗法治疗妇科病症

第一节 月经病

月经过少

月经周期基本正常，而经量很少，或经期不足 2 天，甚或点滴即净，称为月经过少。本病多由寒邪客于胞宫，以致经脉阻滞，气血运行不畅；或因失血之后阴血亏损，血海不充；或肾精不足，房劳多产，冲任亏损，血海不盈等所致。

方 1

【组成】肉桂、当归、五灵脂、莪术、青皮、威灵仙、川芎、酒白芍、红花、乌药、香附、苍术、厚朴、郁金、半夏、丁香、木通、醋炒大黄、炒蚕沙、吴茱萸、黄连（同炒）各 3g。

【用法】将以上各药混合在一起，研碎成为细末，用筛子过筛后，装入瓶内密封备用。月经前 10 天，取上药末 30g 与蜂蜜适量调和制成药饼 3 个，分别把药饼贴在上腹部、脐眼和脐下，外以纱布覆盖，胶布固定。每天换药 1 次，10 天为 1 个疗程。于第 2 个月经期前再如法贴药 1 次，连续 3 个月经期，共进行 3 个疗程。

【说明】本方适用于寒凝血滞所致的月经过少，或点滴即止，色暗红，手足不温，苔白腻或白润，脉沉紧。

方 2

【组成】当归 100g，川芎 50g，白芍、益母草、红花、柴胡、茯神、续断、牛膝、杜仲各 25g，香附、陈皮、牡丹皮、白术各 20g，熟地黄、甘草、蕲艾叶、泽兰各 12.5g，麻油 1.5L，红丹 600g。

【用法】上药用麻油炸枯去渣，加红丹收膏。另用人参、沉香各 25g，鹿茸 20g，肉桂 15g，研细，掺入膏中搅匀。每张重 25g，贴肚脐或腰部。每天换药 1 次，连续使用不超过 7 天。

【说明】本方适用于血虚、肾虚所致的月经过少，色淡红或色鲜红，面色萎黄，腰膝酸痛，心悸眩晕，舌质淡红，脉细弱或沉细。本方还治疗带下、腹痛等。

方 3

【组成】制乳香、制没药、赤芍、川牛膝、丹参、山楂、广木香、红花各15g，冰片（另研）1g，生姜汁（或黄酒）适量。

【用法】以上各种药物混合一起，共研碎成细末，用筛子过筛，贮瓶密封，备用。于每次月经前或月经期内施治，每次取药末30g，用生姜汁（或黄酒）适量调和拌匀，制成稠糊状，把药糊分别涂在患者脐中穴和子宫穴上。外以纱布盖上，胶布固定。每天换药1次，10天为1个疗程。

【说明】本方适用于血瘀所致的月经过少，或量少行而不畅，经色紫暗有血块，小腹胀痛，舌质紫暗或有瘀点，脉沉弦或沉涩。本方还治疗血瘀型痛经、月经后期等。子宫穴在下腹部，当脐中下4寸，中极旁开3寸。

方 4

【组成】桃仁、红花、当归、香附、白芍、肉桂、吴茱萸、小茴香、郁金、枳壳、乌药、五灵脂、蚕沙、蒲黄、熟地黄各等份。

【用法】共研细末，酒调敷脐，外用纱布，胶布固定。每2天换药1次。

【说明】本方适用于气郁血瘀型月经过少，月经后期，痛经等。

月经先期

月经周期提前7天至半月以内者，并且连续发生2个周期以上，称为月经先期。如偶然提前1次，而无其他症状的，不属月经先期范畴。

引起本病发生的原因，多由阴虚阳盛或肝郁化火，素体蕴热，使冲任受热，迫使经血先期而下；或见劳倦过度，饮食失调，以致脾虚气弱，统摄无权，故使月经先期来潮。

方 1

【组成】当归30g，川芎15g，白芍、肉苁蓉、炒五灵脂、炒延胡索、白芷、苍术、白术、乌药、小茴香、陈皮各9g，炒黄连、炒吴茱萸各3g，柴胡、黄芩、牡丹皮、地骨皮各6g。

【用法】将以上药混合共研成细末，用陈醋或米饭调和药末，放入锅中炒至极热，用厚白布包裹制成1个药熨袋，备用。用时嘱患者仰卧床上，裸衣露脐，取药熨袋趁热置于患者脐上下熨之，熨后把药熨袋罨敷在脐窝上，外以宽布带或绷带束紧固，待药冷却之后，把药再炒热，再如法敷熨。每天换药1次，直至月经正常为度。

【说明】本方主治血热型月经先期、量多，色深红或紫，舌红，脉滑有力。

方 2

【组成】党参、黄芪、白术各 12g，干姜、甘草各 6g。

【用法】上药共研细末敷脐中，外用纱布覆盖，胶布固定。每 3 天换药 1 次，敷至月经正常为止。

【说明】本方适用于气虚型月经先期，量多，色淡红，质稀薄，肢体倦怠，舌质淡，脉弱无力。

月经后期

月经周期比正常延后 7 天以上，甚至 3 个月以内不行，并且连续发生 2 个周期以上，称为月经后期。如偶然延迟 1 次，而无其他症状的，则不属月经后期范畴。

本病的发病原因多为经行时过食寒凉生冷，或冒雨涉水，或寒邪侵袭，客于胞中，影响冲任，血为寒凝，经脉不畅；或因久病、大病或长期慢性失血，以致冲任不足，血海不充，经水不能按期来潮；或血瘀气血运行不畅，冲任受阻等。

方 1

【组成】乌药、白芷、木通、当归、赤芍、大黄、续断、椿根皮、川牛膝、杜仲、附子、锁阳、巴戟天、艾叶、香附、肉桂、益母草、金樱子、血竭、乳香、没药、孩儿茶、植物油各适量。

【用法】将上药熬成膏，用时洗净脐部，加温化开贴敷。每天换药 1 次。

【说明】本方主治血寒型月经后期，症见月经量少、色暗红，小腹冷痛、得热则减，面色苍白、舌淡苔薄白、脉沉紧。本方还适用于寒凝血瘀型痛经。

方 2

【组成】当归、川附子、小茴香、高良姜、川芎、木香各 50g。

【用法】上药用麻油 750ml 炸枯去渣，加入配料收膏。另配细料青毛鹿茸 40g、肉桂 50g、沉香 40g，混合研成细粉。每 800g 膏药兑细料 15g，搅匀摊贴。用时微火化开贴脐上。每天换药 1 次。

【说明】本方养血、散寒、止痛。适用于月经后期，色淡白，面色萎黄，心悸眩晕以及妇女宫寒腹痛带下等。

方 3

【组成】乳香、没药、血竭、沉香、丁香各 15g，青盐、五灵脂、两头尖各 18g，麝香 1g。

【用法】上药除麝香外共研细末混匀，备用。用时先取麝香 0.2g 放入脐眼，再取药末 15g 撒布麝香上，盖以槐树皮，槐树皮上预先钻一小洞，穴周围用面圈住，以艾绒捏炷，放槐树皮上点燃灸之。每天换药1次。

【说明】本方主治血瘀型月经不调，月经后期，脐腹疼痛，经色暗红、有血块，瘀块排出后则腹痛减轻。本方也可应用于血瘀型月经过少、痛经、癥瘕等。

方4

【组成】白胡椒、郁金、炒乳香、炒没药、莪术各9g，血竭花12g，麝香2g，猪膀胱1个，大曲酒1000ml。

【用法】将前7味药共为细末，和酒一起装入猪膀胱内，用线扎口。将猪膀胱敷于痞块处用带束上，如无痞块者，束于肚脐上，7天后去掉。轻者1次，重者2次即愈。

【说明】本方主治血瘀型月经不调（月经后期、月经过少、痛经），腹内有痞块。

月经先后无定期

月经周期或前或后7天或7天以上，连续3个周期以上者，称为月经先后无定期，亦称经乱或月经愆期。

本病的发病机制，主要是气血不调，冲任功能紊乱，以致血海蓄溢失常，临床上因肝郁以致肝气逆乱，血随气行，气乱则血乱，血海不宁；或因平素肾气不足，或因房事不节，生育过多，冲任受损，以致肾气失守，闭藏失职；或因素体虚弱，或大病久病，经行、产后失血过多，或饮食劳倦，失其生化统摄之功，冲任受损。

方1

【组成】当归、川芎各15g，白芍、肉苁蓉、炒五灵脂、炒延胡索、白芷、苍术、白术、台乌药、小茴香、香附、青皮、陈皮、半夏各9g，柴胡6g，黄连、炒吴茱萸各3g。

【用法】诸药混合碾为粗末，贮瓶备用。用药末适量以黄酒炒热，白布袋子包裹，热熨脐孔及四周，熨后将药末敷在患者脐孔上，外以胶布固定。每天熨药1次，至月经正常停药。

【说明】本方适用于气滞血瘀型月经先后无定期，经量或多或少，经行不畅，色紫稠黏，胸乳胀闷不舒，时欲叹息，或少腹胀痛等，舌质暗或有瘀点，脉涩。

方2

【组成】当归、熟地黄、益母草、川芎各30g，阿胶、桑寄生、白术、延胡索、白芍、砂仁壳、艾叶、附子、茯苓各15g，生蒲黄、炙甘草各7.5g，麻油

1000ml，红丹 180g。

【用法】除红丹外，其余药物放入麻油中加热煎炸，待药物炸枯，过滤去药渣；再煎熬麻油至滴水成珠时，离火徐徐加入红丹收膏备用。用时取药膏 30g 摊在纱布棉垫上，以药膏贴在患者脐孔穴上，外以胶布固定。每 2 天换药 1 次，10 天为 1 个疗程。

【说明】本方主治月经先后无定期，伴少腹胀痛，月经色暗不鲜，有血块。

方 3

【组成】乳香、没药、血竭、丁香、沉香各 15g，桃仁、蒲黄、五灵脂、两头尖各 18g，麝香（另研）1g。

【用法】诸药除麝香另研外，其余药物混合研碎为末，过筛备用。先取麝香 0.2g，纳入脐孔穴中央，再取药末 15g，撒布于脐中麝香上面，盖以槐皮，槐皮上预先钻一小洞，脐周用面粉圈住，以艾绒炷放于槐皮上点燃之。每天换药 1 次，贴至月经准期为止。

【说明】本方主治月经先后无定期，脐腹疼痛，月经有血块，瘀块排出则痛减，舌质暗或有瘀点，脉涩。

方 4

【组成】鹿茸 3g，川芎、干姜、肉桂心、白芍、红花各 6g，当归 9g。

【用法】将以上药物共碾为细粉末，贮瓶密封备用。每次取药末 3～5g 纳入脐孔内，再以胶布固定之。7 天换药 1 次，3 次为 1 个疗程。

【说明】本方适用于肾阳虚型月经先后无定期，月经量少，色淡，头晕耳鸣，腰膝酸软。本方还可防治妇女习惯性流产。

痛　经

妇女行经期间或行经前后发生小腹疼痛、坠胀，伴腰酸及其他不适，甚至影响工作及学习者，称为痛经。

痛经多因精神因素以致肝失条达，气机不畅，血行受阻，或久住湿地或经期冒雨涉水，或过食生冷，寒湿客于胞宫，血为寒凝，经行不畅，或平素体虚，气血不足，经行以后血海空虚，胞脉失养所致。

方 1

【组成】益母草、丹参、桃仁、红花、牡丹皮、木通各 40g，当归、川芎、木香、香附、小茴香、蒲公英各 60g。

【用法】将上药共研为末，分为 3 份。使用时用 1 份加入米醋拌匀，以润而不渗为宜，装入事先做成的布袋内。布袋大小以患者合体为好，上至脐，下至耻骨，左右达附件所在部位。然后放锅内蒸至透热，熨敷在肚脐、少腹。药袋上加用热水袋，以助热保温，温度以热而不烫为佳。每袋药用 2 天，每天早、晚各 1 小时。3 份共用 6 天，为 1 个疗程。用药从行经前 1 天开始，经期不停药。

【说明】本方适用于瘀血内停所致的痛经，症见经前或行经时小腹疼痛拒按、经量少或行而不畅、经色紫暗有血块、血块排出后则痛减、舌质暗或有瘀点、脉沉涩。

方 2

【组成】乳香、没药、白芍、川牛膝、丹参、山楂、木香、红花各等量，冰片（另研）适量，姜汁或黄酒适量。

【用法】除冰片另研外，其余药物共碾为细末，贮瓶密封，备用。临用时取药末 10～15g，加入冰片 0.3g 拌匀，以姜汁（或黄酒）适量调和成糊状，以药糊涂布于患者脐窝中，外用胶布固定之。每 2 天换药 1 次，连续涂药 10 次为 1 个疗程。

【说明】本方适用于血瘀型痛经，并治瘀血型月经过少、月经后期等。

方 3

【组成】乳香、没药各 15g。

【用法】将上药混合碾为细末，备用。于月经前取药 5g，调黄酒制成药饼如 5 分硬币稍厚大，贴在患者脐孔上，外用胶布固定。每天换药 1 次。

【说明】不论月经前后或来潮时痛均可用本方治疗。

方 4

【组成】当归、川芎、制香附、赤芍、桃仁、生蒲黄各 9g，延胡索、肉桂各 12g，琥珀末 1.5g。

【用法】上药研末。在经前 1～2 天或行经时取 3g，用 30% 乙醇调和。湿敷于脐部，外衬护创胶或用纱布、橡皮膏固定。每天换 1 次（夏天可换 2 次）。连续敷疗 3～4 天为 1 个疗程。

【说明】本方有理气止痛的功能，适用于气滞血瘀型痛经。血虚型痛经者不宜使用。

方 5

【组成】五灵脂、蒲黄、香附、丹参、乌药各等量。

【用法】将上药加工碾碎为细末，贮瓶封好备用。用时取药末适量，调热酒适量成厚膏状，把药膏摊于纱布贴敷患者脐孔上，外用胶布固定。每天换药 1 次，病愈停药。

【说明】本方适用于气滞血瘀型痛经，除血瘀证候外，伴有少腹胀痛、急躁易怒、善太息、乳房胀痛不舒或腰骶部疼痛等。

方6

【组成】附子3g，当归9g，肉桂、白芍、红花、川芎、干姜各6g。

【用法】诸药共研为细末，贮瓶密封备用。于月经前取药末15～20g填入患者脐孔穴中央，外用橡皮膏或暖脐膏贴紧固定。每天换药1次。

【说明】本方具有温肾通阳、活血止痛之效，用于肾阳不足、寒凝血瘀型痛经，症见经前或行经期间小腹冷痛、痛连腰骶、腰膝酸软、手足不温、舌质淡暗、脉沉紧或涩。

方7

【组成】肉桂、吴茱萸、小茴香各等量。

【用法】上药共为细末，以白酒适量炒热敷脐部。每次30～60分钟，每天1次。

【说明】本方主治虚寒性痛经，症见经期或经后小腹冷痛、得热痛减、遇寒加剧、喜按喜暖、经期愆后、量少色淡、带下清稀、腰脊酸痛、背寒肢冷、小便清长、舌质淡嫩、舌苔薄白、脉沉弱。

方8

【组成】党参、白术各12g，炙甘草10g，干姜、当归各6g。

【用法】上药共研细末敷脐中，外用纱布覆盖，胶布固定。3天换药1次，轻者3次可愈。

【说明】本方适用于气虚型痛经，症见经来量少色淡、质稀薄、经后小腹隐隐作痛、神疲乏力、面色苍白、舌质淡、脉细等。

闭　经

女性年逾16岁月经尚未来潮，或月经周期建立后又中断6个月以上者称为闭经。前者称原发性闭经，后者称继发性闭经。妊娠期、哺乳期、绝经以后的“停经”，均为生理现象，不属闭经范畴。

本节所述为功能失调所致的闭经。生殖系统发育异常所致的闭经，不在本书的治疗范围。

本病多因痰湿内阻，脾阳失运，痰湿壅滞，经络受阻，胞脉不通；或因精神过度紧张或生活环境突然变化，使肝气郁结，气机不利，血瘀不行；或经期冒雨涉水，感受风寒；或过食生冷及寒凉药物，血为寒凝，气机不畅，瘀阻冲任；或气血不足，血海空虚，冲任失养；或多产房劳，肝肾受损，精血不足，冲任失养，皆可导致闭经。

方 1

【组成】苍术、芒硝、肉桂各 9g，陈皮 12g，甘草 6g，当归 30g，益母草、人参各 5g，川牛膝 18g。

【用法】上药共为细末，装瓶密封备用。用时取药末适量，以黄酒调成泥状，做成饼状，贴在脐眼上，外以纱布覆盖，胶布固定。2 天换药 1 次，连续敷至病愈为止。

【说明】本方适用于痰湿阻滞型闭经，症见月经停闭、形体肥胖、胸闷欲呕、神疲倦怠、带下量多、苔白腻、脉滑。

方 2

【组成】茺蔚子、晚蚕沙各 300g，大曲酒 100ml。

【用法】先将茺蔚子、晚蚕沙各 150g 放入砂锅内炒热，再将一半大曲酒洒入拌炒片刻，将炒热的药末装入白布袋中，扎紧袋口即成熨袋备用。用时取熨袋趁温热在患者脐孔部持续熨之。至袋中药冷，再取另一半蚕沙和茺蔚子炒大曲酒再熨脐部。连续熨 2 次后，覆被静卧半天，月经即可通下。

【说明】主治妇女闭经，伴有腰腹胀痛、头晕、周身乏力等。

方 3

【组成】白芷、小茴香、延胡索、红花各 4g，细辛、肉桂各 3g，当归 5g，益母草 6g，乳香、没药、樟脑末各 10g。

【用法】先将前 8 味药水煎 2 次，取汤液浓缩成稠糊状，再将乳香、没药溶于 95% 乙醇溶液中；然后取药糊混合适量 95% 乙醇的乳香、没药液，焙干后研为细末，加入樟脑末调匀即成。每次取药末 9g，用黄酒数滴拌成糊状，将药糊敷于脐中穴（神阙）上，外用伤湿止痛膏固定，干后再换 1 次。一般连续用 3～6 次即可病愈。

【说明】本方适用于寒凝血瘀型闭经，症见月经数月不行、少腹冷痛、喜暖喜按、手足不温、舌质紫暗、或边有瘀点。此外，本方还适用于寒凝血瘀所致的痛经、产后腹痛、人工流产后腹痛。若效果不佳者，可加用本方（去樟脑）内服，会相得益彰。

方 4

【组成】鲜臭梧桐皮 2500g，阿魏 90g。

【用法】先将梧桐皮煎熬去渣取汁，再入阿魏熬成膏，取适量涂在布上贴脐部。如腹内仍有硬块者，换药再贴。

【说明】本方适用于血瘀型闭经，症见月经数月不行，腹内痞块，舌质紫暗或有瘀点，脉涩。

方 5

【组成】益母草 120g，月季花 60g。

【用法】将上 2 味药放在砂锅中，加清水 2500ml 煎浓汁，捞去药渣，仍放在文火上炖之，保持药汁温热备用。患者仰卧床上，以厚毛巾 2 条浸泡药汁，轮流热敷脐眼及下少腹部，以少腹内有温热舒适感为佳。通常敷药后 4～6 小时月经即通。如 1 次未能通者，可再敷 1 次。

【说明】本方适用于瘀血阻滞型闭经。敷药过程中宜注意腹部保暖，以免受凉伤风。

方 6

【组成】党参、白术、当归、熟地黄、白芍、川芎各等量。

【用法】上药共为细末，用时以黄酒适量调和成膏状备用。用时将脐部洗净擦干，再取药膏敷贴于脐眼上，外以纱布覆盖，胶布固定。2 天换药 1 次，连续敷至病愈为止。

【说明】本方适用于气血虚弱型闭经，症见月经由量少、色淡而渐至经闭、面色苍白或萎黄、神疲乏力、唇舌色淡、脉细弱无力。

方 7

【组成】山茱萸 15g，当归、怀牛膝、菟丝子各 12g，熟地黄、枸杞子各 10g，川芎、白芍、益母草各 20g，黄酒适量。

【用法】上药焙干，共研为细末备用。用时嘱患者将脐部洗净擦干，取药末适量，用黄酒调成糊状，敷贴于患者肚脐上，外以纱布覆盖，胶布固定。2 天换药 1 次，连续敷至病愈为止。

【说明】本方适用于肝肾两虚型闭经，症见月经初潮较迟、行后又出现经闭、面色晦暗、腰膝酸软、头晕耳鸣，舌质淡、脉沉细。

崩　漏

崩漏是指妇女不规则的阴道出血。一般以来势急、出血量多的为“崩”；来势缓、出血量少或淋漓不净的为“漏”。崩与漏症状表现虽然不同，但其发病机制是相同的，在疾病演变过程中，常可相互转化，所以两者关系密切，故而通常崩漏并称。

本病的病因病机多为肾气不足，或早产、早婚、房劳伤肾，以致冲任不固；或因思虑过度或劳极伤脾，中气虚衰，以致脾不统血，血海不固；或因经期产后，余血未尽即行房事，损伤冲任；或月经期间，感受外邪，影响胞脉，以致瘀血未去，新血不得归经；或因平素体质阳盛，过食辛辣助阳之品；或肝火内炽，阳气亢盛，阴血失守，热迫血行，引起崩漏。

崩漏是概括阴道出血而言，如子宫内膜病变、子宫肌瘤、子宫腺肌病、生殖道感染、凝血异常及肿瘤等疾病所引起的子宫不规则出血，都属崩漏范畴。

方 1

【组成】益智、沙苑子各 30g，艾叶 6g。

【用法】上药共为细末，醋调如泥，敷于肚脐部，纱布覆盖，胶布固定。每天换药 4 次。

【说明】本方适用于肾阳不足或肾气不固所致的崩漏，症见阴道出血、淋漓不断、色淡质薄、面色晦暗、腰膝酸软、畏寒肢冷、大便溏薄、舌质淡、苔薄白、脉沉细。若五心烦热、大便干、舌质红，属肾阴虚者，加生地黄、牡丹皮各 15g。

方 2

【组成】生地黄、地骨皮各 15g，黄芩、黑栀子、炙龟甲、煅牡蛎各 12g，牡丹皮 10g。

【用法】上药共研细末，醋调如泥，敷于肚脐部，纱布覆盖，胶布固定。每天换药 4 次。

【说明】本方适用于血热妄行所致的崩漏，症见出血量多、色深红、面赤口干、舌质红、苔黄或少苔、脉洪数或滑数。

方 3

【组成】当归、川芎、肉桂、炙甘草各 15g，蒲黄、乳香、没药、五灵脂各 7.5g，赤芍 3g，益母草 10g，血竭（另研）1.5g。

【用法】上药（除血竭外）共碾为细末，贮瓶备用。血竭另研备用。临用时取药末适量（20～30g）与血竭 0.5g 混合拌匀，加入热酒调和成厚膏，将药膏贴在患者脐孔上，外以纱布覆盖，胶布固定之。每天换药 1 次，至出血干净方可停药。

【说明】本方适用于瘀血阻滞所致的崩漏，症见阴道出血淋漓不断、夹有瘀块，少腹疼痛拒按，腹中或有包块。

方 4

【组成】党参、白术、炮姜、海螵蛸各 15g，甘草 6g。

【用法】上药共为细末，醋调如泥，敷于肚脐部，纱布覆盖，胶布固定。每天换药 1 次。

【说明】本方适用于脾虚失摄所致的崩漏，症见阴道出血淋漓不断、色淡质稀，面色苍白、气短乏力、纳差脘闷、大便溏、舌体有齿痕、脉细弱。

经行吐衄

经行吐衄是指月经将来潮时，或月经期出现周期性的吐血、鼻衄，并伴有月经量少或不行为常见症状的月经病。常因肝郁化火、迫血上溢，或阴虚内热、虚火无制、迫血妄行，导致血热气逆，经血妄行。治疗以清热降逆、引血下行为主。

方

【组成】黄柏、牡丹皮、栀子、广郁金各 15g，大蒜适量。

【用法】上药共捣烂做成饼状，敷贴肚脐部及足心涌泉穴。每天换药 1 次。

【说明】本方具有凉血止血之功，适用于血热妄行所致的经行吐衄病证。

第二节
妊娠病

先兆流产

妊娠28周前，孕妇出现阴道流血，无妊娠物排出的现象，时出时止，有时伴腰酸腹痛、小腹坠胀。中医辨为胎动不安、胎漏。上病发生的原因，多由气血不足，气虚不足以载胎，血虚不足以养胎，胎孕不固；或肾气不足，冲任不固，胎失所系；或阴虚生内热，热扰冲任故致上病发生。有西医手术指征者，不属此治疗范畴。

方1

【组成】杜仲、补骨脂各等量。

【用法】上药共为细末，贮瓶备用，用时取适量水调敷脐，纱布覆盖，胶布固定。每天换药1次，贴至病愈。

【说明】本方主治肾虚型胎动不安，症见阴道出血、腰膝酸软、小腹下坠、头晕耳鸣、肢体疲倦、胃纳不佳、小便频数、舌淡苔白润、脉沉弱略滑。

方2

【组成】菟丝子饼1块，艾炷（如黄豆大）适量。

【用法】取菟丝子饼研末备用。患者仰卧床上，取菟丝子末填满脐窝略高出肚皮1～2cm，旋取艾炷置药末上点燃灸之，按年岁计，每岁灸1壮。每天灸1～2次，灸足岁数之艾炷（壮数为止）。

【说明】本方适用于肾虚型先兆流产。

方3

【组成】阿胶、艾叶各10g。

【用法】先将阿胶烊化，再把艾叶焙干研末，然后将艾叶末倒入阿胶液中调和均匀，制成糊状备用。用时取药糊直接涂敷于患妇脐中（神阙）穴上，盖以纱布，胶布固定，再以热水袋置脐上面熨之。每天换药1～2次。

【说明】本方适用于血虚型先兆流产。症见阴道少量出血，色淡红，面色不荣，舌质淡，脉虚滑。

方 4

【组成】大黄、芒硝、板蓝根、浮萍、海蛤粉各 6g，黄酒适量。

【用法】将以上药物碾为细末，加入黄酒调和成糊状，备用。用时取药糊摊布于患者的肚脐窝上，纱布盖上，胶布固定。隔天换药 1 次。

【说明】本方主治妇人妊娠后，阴道下血，胎动不安，有滑胎之兆。

方 5

【组成】益母草（烧存性）、莲蓬房（烧存性）、艾叶各 15g，食醋适量。

【用法】将以上药物共碾为细末，以食醋调和如泥状，备用。用时取药泥 30g，敷贴于患者脐孔上，外以纱布覆盖，胶布贴紧固定之。每天换药 1 次。

【说明】症见妊娠后阴道下血淋漓不断，少腹坠胀，有习惯性流产之孕妇宜用之。

方 6

【组成】井底泥、伏龙肝、青黛各等量。

【用法】先将井底泥、伏龙肝混合碾碎为末，加入青黛共碾均匀，温水掺和调成膏状备用。用时取药适量敷贴于患者脐孔，外以纱布覆盖，胶布固定。每天换药 1 次，连敷 5～7 天为 1 个疗程。

【说明】主治胎动不安，阴道下血不断，小腹坠胀。

方 7

【组成】白苎麻根内皮 30g。

【用法】捣烂敷于脐部，胎安后即去药。

【说明】主治胎动漏红。

方 8

【组成】葱白根、蜂蜜适量。

【用法】上药共捣烂敷脐中。

【说明】主治先兆流产。

妊娠恶阻

妊娠早期出现晨吐、恶心、厌食，是妊娠常有的反应，经一段时期即可逐渐恢复，无须治疗。若呕吐频繁，甚至完全不能进食者，称为妊娠恶阻，又称妊娠呕吐。本病多由平素胃气虚弱，受孕之后，冲气上逆犯胃，胃失和降，或素有痰饮，怀孕之后，冲脉之气挟痰湿上逆，或见平素肝阳较盛，孕后肝血益虚，肝旺犯胃所致。

若呕吐较剧，出现电解质紊乱、代谢性酸中毒，宜补液治疗。

方 1

【组成】半夏 20g，丁香、白术、党参各 15g，生姜 30g。

【用法】将前 4 味药共为细末，生姜煎浓汁调为糊状，取适量涂于脐部，胶布固定。连敷 1～3 天。

【说明】本方适用于脾胃虚寒型妊娠恶阻。症见妊娠 2～3 个月，呕恶厌食，或食后即吐，神疲嗜睡，四肢倦怠，畏寒怕冷，舌质淡，苔薄白，脉缓滑无力。

方 2

【组成】刀豆子 5 个，白豆蔻 3g，生姜汁、生紫苏叶汁、生萝卜汁各 1 小杯，黄酒适量。

【用法】先将刀豆子、白豆蔻共碾碎成细末，再取姜汁、紫苏叶汁、萝卜汁与药末拌和调匀，捣成厚膏状，备用。用时取药膏加黄酒适量炒热，趁热将药膏敷贴于患者脐孔上，外以纱布覆盖，胶布贴紧。每天换药 1～2 次。通常敷药 1～2 次后呕吐即缓解。如未愈，再敷至病愈为止。

【说明】本方主治痰湿型妊娠恶阻。症见呕吐不休，恶心厌食，甚则进食难下。

方 3

【组成】黄连 12g，吴茱萸 6g，紫苏叶汁 1 小杯，刀豆子 5 个。

【用法】将黄连、吴茱萸、刀豆子共研细末，再取紫苏叶汁与药末拌和调匀，调成厚膏状，备用。用时取药膏适量，将患者脐部洗净，敷贴膏药于脐孔上，外以纱布覆盖，胶布固定。每天换药 2～3 次，直至病愈为止。

【说明】本方适用于肝热型妊娠恶阻。症见呕吐酸水或苦水，食入即吐，胸胁胀闷，头昏或胀，烦渴口苦，大便干，尿黄，舌质红，苔黄，脉弦数或滑实。

方 4

【组成】鲜生姜汁 1 小杯，刀豆壳（烧灰存性）10g，米醋适量。

【用法】将刀豆壳烧灰研为细末，将姜汁加入刀豆壳灰中调和，掺入米醋适量制成膏备用。取药膏如大枣大 1 块，贴于患者脐孔上，盖以纱布，胶布固定。每天贴膏 1～3 次。

【说明】本方主治妊娠呕吐。如配合用生姜、红糖各 5g，煎汤内服，其效更佳。

方 5

【组成】五倍子 30g，枯矾 15g，葱头 5 个，肉桂 3g，公丁香 2g，白酒适量。

【用法】将诸药研末共捣烂，加白酒适量调至软硬适度，制成圆形小药饼备用。用时取药饼 1 个贴于患者脐中（神阙）穴，压紧，胶布固定。再用艾条隔药悬灸15～20分钟。每天换药1～2次。

【说明】本方适用于妊娠剧吐。

妊娠水肿

妊娠期间，肢体面目或全身发生肿胀、水肿者，称为妊娠水肿。本病多由素体脾气不足，或忧思伤脾，胎居母腹，阻碍脾运，水湿不化外溢于肌肤以致肢体面目浮肿；或因孕妇素体不足、多产、房劳伤肾，命火不足，孕后阴血下聚以养胎，阴聚于下碍于肾阳的敷布，膀胱气机失司以致水饮内停，外泛肌腠发为子肿。

方1

【组成】白术、茯苓各30g，砂仁、陈皮各15g，葱白、鲜生姜各适量。

【用法】将前4味药共研为细末，每次取药末5g，同生姜5片、葱白3根共捣成膏状备用。用时膏药加凉开水适量，调如糊状，将药糊敷在孕妇肚脐上，外以纱布覆盖，胶布固定。每天换药2～3次，直至病愈为止。

【说明】本方适用于脾虚型子肿，症见肤色淡黄或白、皮薄而光亮、按之凹陷、精神疲乏、气短懒言、脘腹胀满、食少便溏、小便短少、舌质胖、苔白腻、脉缓滑无力。

方2

【组成】大田螺（去壳）4个，大蒜瓣（去皮）5个，车前子10g。

【用法】先将车前子另碾为细末，加入田螺、大蒜共捣如泥，捏成古铜钱大圆形药饼备用。用时取药饼1个烘热，敷贴于孕妇脐孔上，以纱布盖之，胶布贴紧。每天换药1次。通常敷1～2次后小便增多，浮肿逐渐消失。

【说明】本方适用于肾虚型妊娠水肿，症见头目浮肿、或下肢浮肿、小便短少、气短心悸、腰膝酸软。

子　淋

妊娠期间出现以尿频、尿急、淋漓涩痛为主要症状的疾病，称为子淋，亦称妊娠淋证。本病多因素体阳旺，孕后阴血下聚以养胎而失于上承，心火偏亢移热于小肠热灼膀胱，水道不利；或因过食辛辣，蕴生内热，热积膀胱，气化失司；或湿热之邪侵袭膀胱，气化不利；或因饮食不节，思虑伤脾，中虚气弱则津液不布，水道失于通调，膀胱失于制约所致。

方1

【组成】栀子10g，鲜地黄、鲜麦冬、玄参各15g，大蒜适量，盐少许。

【用法】上药捣烂如膏状，用时取适量，贴脐，外用纱布覆盖，胶布固定。每天换药 2 次，贴至病愈为止。

【说明】本方适用于心火偏亢型子淋，症见尿频数、艰涩而痛、小腹拘急、尿少色深黄、面赤心烦、口舌生疮、舌尖红、苔黄而干、脉细滑而数。

方 2

【组成】滑石 120g。

【用法】将滑石研细末，水调为糊状，敷脐及关元穴，上盖纱布，胶布固定，干后换药。

【说明】本方适用于湿热型子淋，症见妊娠期间突然尿频数、艰涩不利、灼热疼痛、尿赤黄、舌质红、苔黄腻、脉滑数或弦数。

方 3

【组成】生四季葱白 12 根，食盐 12g。

【用法】将葱白和食盐共捣至膏状，备用。用时取药膏摊布在胶布中间，贴敷于患者脐眼上。每天换药 1 次，连续贴药至尿通为止。

【说明】症见小便淋漓不利，尿道涩痛，尿黄，脉濡滑。

第三节
产科病

产后腹痛

产妇分娩后发生以小腹疼痛为主要表现的疾病，称为产后腹痛。胎盘娩出以后，由于子宫收缩复旧，常有阵发性腹痛发生，一般持续 3～5 天即可自然消失。若持续腹痛，或因分娩次数递增而腹痛加重者，则应视为产后腹痛。

本病多因产时失血过多，或产前素体血虚，加之产时耗血，致产后胞脉空虚失荣，或产后体虚，血室正开，风寒之邪乘虚入侵胞脉，血为寒凝，气机被阻所致。

方 1

【组成】党参、当归、川芎各 10g，甘草 6g，黄酒适量。

【用法】上药共为细末，每次 10g，黄酒调成糊状，敷贴于患者脐部，以纱布覆盖，胶布固定之。每天换药 1 次，直至病愈为止。

【说明】本方适用于血虚型产后腹痛，症见产后小腹隐痛或腹中疼痛、喜温喜按、小腹柔软无块、恶露量少色淡、头晕目眩、舌质淡、苔薄白、脉细弱。

方 2

【组成】艾绒适量。

【用法】将艾绒铺脐部，以纱布覆盖，放上热水袋即可。

【说明】本方适用于寒凝型产后腹痛，症见痛有冷感、得热稍减、面色青白、四肢不温，恶露量少、色紫暗有块、涩滞不畅，舌质暗、脉沉紧。

方 3

【组成】生蒲黄、五灵脂各 10g，黄酒适量。

【用法】上药共研粗末，洒入酒少许，炒热，装布袋中，趁热熨脐部。每次熨 20 分钟，每天 1～2 次。

【说明】本方适用于产后瘀阻腹痛，症见恶露不尽、舌有瘀斑、脉涩。

方 4

【组成】枳壳、生白芍、肉桂、生甘草各等量。

【用法】上药共研粉，每次 30g，醋调成膏敷脐，常法固定，外用热水袋热敷。每天换药 1 次。

【说明】本方适用于产后宫缩不良所致的腹痛。

产后小便频数、失禁

产后小便次数增多，甚至日夜数十次，或产后不能约束排尿而自遗。前者称产后尿频数，后者称产后尿失禁。

产后尿频数与失禁，临床表现虽不同，然两者皆与分娩或产伤有关。

本病多因素体虚弱，肺气不足，复因产程过长，耗气过多，或失血过多，气随血耗，肺气益虚，气虚不足以制下，膀胱失于约束，或因元气素虚，因难产复伤气血，致使肾气更虚，开阖失司，阳气不足，膀胱失于温煦所致。

方 1

【组成】党参、白术各 30g，当归 15g，川芎、柴胡、升麻各 10g。

【用法】将以上药物加水煎熬，去渣浓缩成稠厚药膏，备用。临用时取药膏适量摊于蜡纸或纱布中央，贴在患者脐孔及脐下 1.5 寸气海穴上，外以胶布固定之。2 天换药 1 次，连续贴药至病情痊愈为止。

【说明】本方适用于气虚型产后尿频数、失禁，症见尿液清长、面色无华、倦怠乏力、小腹坠胀、舌质淡、苔薄白、脉缓弱。

方 2

【组成】吴茱萸、益智、小茴香各 15g，肉桂、麦面粉各 10g，白酒适量。

【用法】将前 4 味药共碾成粉末，再加麦面粉拌匀，用热酒调和，做成药饼 1 个，备用。用时将药饼敷于患者脐孔上，外加纱布覆盖，胶布固定，待敷处发痒则去掉。通常用 1 剂即可正常。

【说明】本方适用于肾阳虚型产后尿频数或失禁，症见尿清长、面色晦暗、腰酸、怕冷、舌质淡、苔薄白而润、脉沉迟无力。

方 3

【组成】肉桂、附子各 15g，母丁香、公丁香各 10g，黄酒适量。

【用法】将上 4 味药共碾成细末，以黄酒调匀，制成圆形小饼如古铜钱大，稍厚，备用。用时取药饼烘热，贴于患者脐孔上，外以纱布盖上，胶布固定。2 天换药 1 次。

【说明】本方适用于肾阳虚型产后尿频数。

方 4

【组成】吴茱萸、附子、桑螵蛸（烧炭存性）、肉桂、小茴香各 10～15g，黄酒适量。

【用法】将前 5 味药共研细末，过筛，加黄酒调和如糊状，备用。临用时取药糊 30g 涂满产妇脐窝，外以纱布盖上，再以胶布固定，待脐部发痒即可去掉敷药。通常敷 3～4 次可愈。

【说明】本方适用于肾阳虚型产后尿频数。

产后大便难

产后饮食如常，数日不解大便，或排便时艰涩疼痛，难以解出者，称产后大便难，又称产后便秘。

本病多因产前血虚，产时或产后失血过多，血水俱下，或产后多汗，致血液、阴液亏损不能濡润肠道，或因素体气虚，气虚则大肠传导无力，不能运送大便，或因素体阳盛，产后血水俱下，阴液益亏，内灼津液，肠道失于滋润所致。

方 1

【组成】鲜生地黄 30g，鲜麦冬 15g，活田螺 5～7 个。

【用法】先将活田螺去壳，取田螺肉和生地黄、麦冬共捣成厚膏状，备用。用时取药膏贴敷在产妇脐孔穴上，外用纱布覆盖，胶布固定。每天换药 1～2 次，连贴 3～4 天为 1 个疗程。

【说明】本方适用于血虚津亏型产后大便难，症见大便干燥，或数日不解，腹无胀痛，伴面色萎黄，皮肤不润，心悸失眠，舌质淡，苔薄白，脉细。

方 2

【组成】黄芪、党参各 15g，升麻 9g，葱白 5 根，生姜汁 1 小杯，淡豆豉 15 粒。

【用法】先将党参、黄芪、升麻共研为末，用时取 10g，和葱白、生姜汁、淡豆豉共捣成厚泥状，软硬适中，捏成药饼备用。用时取药饼蒸热，趁热敷贴于产妇脐孔上，外以纱布覆盖，胶布固定。每天换药 1～2 次。

【说明】本方适用于气虚型产后大便数日不解，时有便意，临厕则乏力，大便不坚，汗出短气，舌质淡，苔薄白，脉虚缓。

恶露不净

胎盘娩出后，经阴道排出子宫内的余血浊液超过 3 周仍淋漓不断者，称为恶露不净，亦称恶露不止或恶露不尽。

本病多因素体虚弱，或孕后脾虚而致气血不足，复因产失血耗气，使脾气益虚，气虚不能统摄冲脉之血，或因产后胞脉空虚，寒邪客于冲任，血为寒凝，或七情伤气，气郁而血滞，血滞留为瘀，瘀血不去，新血不得归经所致。

方 1

【组成】黄芪、党参、白术各 15g，升麻、龙骨各 10g，甘草 6g，米醋适量。

【用法】将前 6 味药共为细末，装入瓶中，备用。临用时取药末 15～30g，米醋调成糊状，敷贴于患妇的脐孔穴，外以纱布覆盖，胶布固定。每天换药 1 次，直至病愈为止。

【说明】本方适用于脾不摄血型恶露不净，症见出血量多、色淡红、无臭味，面色白、神疲乏力、小腹空坠、食少便溏、舌质淡红、苔薄白、脉细弱。

方 2

【组成】当归、川芎、肉桂、炙甘草各 15g，蒲黄、乳香、没药、五灵脂各 7.5g，赤芍 3g，血竭（另研）1.5g，热酒适量。

【用法】上药除血竭另研外，其余药共碾为细末，贮瓶备用，血竭另研备用。用时取药末 15～30g，与血竭 0.5g 混合拌匀，加入热酒调和成厚膏，将药膏敷贴于患者脐孔上，外以纱布覆盖，胶布固定。每 3 天换药 1 次，至恶露干净方可停药。

【说明】本方适用于血瘀型恶露不净 3 周不止，淋漓量少，色暗有块，小腹疼痛拒按，块下痛减，舌质紫暗或有瘀点，脉沉涩。

方 3

【组成】附子、肉桂、母丁香各 10g，五灵脂、蒲黄、茜草根各 15g，黄酒适量。

【用法】将前 6 味药物混合研为细末，过筛后，装入瓶中密封备用。临用时取药末 15～30g，以黄酒适量煮热，加入药末调和成厚膏，以此膏贴患者脐孔（神阙穴）和子宫穴上，外以纱布覆盖，胶布固定。每 3 天换药 1 次。

【说明】本方适用于寒凝血瘀型恶露不净，症见少腹冷痛、喜热熨、四肢厥冷、舌质紫暗或有瘀点、脉沉紧或沉涩。

产后感冒

方 1

【组成】川芎、当归、天麻、羌活、熟地黄各 10g，醋适量。

【用法】将前 5 味药共研细末，每次 10g，醋调敷脐部，常法固定。每天换药 1 次。

【说明】本方适用于产后感冒，症见发热头痛。

方 2

【组成】荆芥穗、薄荷叶、紫苏叶各 10g，板蓝根、当归各 15g。

【用法】上药共研细末，每次 5g，填脐中，常法固定。每天换药 1 次。

【说明】本方适用于产后感冒，症见发热、咽喉肿痛、苔薄脉浮。

第四节
其他妇科病症

带下病

带下病是指带下明显增多或减少，色、质、气味发生异常的一类疾病。本病多因饮食不节或思虑伤脾，脾虚失运，水湿内停，湿邪下注伤及任带，致任脉失固，带脉失约，或因后天不足或年老肾衰，致肾阳不足，蒸腾失司，或肾虚精关不固，精关下滑，或因脾虚湿盛，郁久化热，湿热下注，损及任、带所致。

方 1

【组成】党参、补骨脂、白术各 10g，甘草 3g，炮姜、炮附子各 9g，米醋适量。

【用法】将前 6 味药共为细末，用米醋适量炒热装布袋内敷肚脐，冷后再炒，再敷。每天 1～2 次，每次 30 分钟，7 天为 1 个疗程。

【说明】本方适用于脾肾阳虚型带下病，症见带下量多、色白、如涕如唾、绵绵不绝、无臭，腰腹冷痛、纳少便溏、神疲倦怠、面色萎黄或白、舌质正常或淡、苔白、脉缓弱。孕妇慎用。

方 2

【组成】醋炙白鸡冠花、酒炒红花、荷叶、白术、茯苓各 3g，净黄土（或伏龙肝）30g，车前子 15g，白酒适量。

【用法】先将净黄土入锅内炒至墨褐色，继之将其余诸药研碎成粉末并倒入黄土中同炒片刻，旋以白酒适量注入烹之，待半干时取出，做成 1 个药饼备用。用时取药饼烘热，温敷患者脐窝，外以纱布覆盖，胶布固定。每天换药 1 次。

【说明】本方适用于脾虚湿盛型带下病，症见带下量多、色白、质黏稠、神疲乏力、胸脘痞闷、纳少便溏、或见形体肥胖、苔白腻、脉弦滑。

方 3

【组成】醋炒白鸡冠花、土炒白术、茯苓、红花、荷叶炭、黄柏、虎杖各 3g，陈壁土 30g，白酒适量。

【用法】先将陈壁土放入锅内炒成褐色，次将余7种药物研成细末，再把药末放入炒过的壁土中同炒片刻，旋以白酒适量倒入烹之，待半干时取出，做成1个药饼备用。用时把药饼温热敷于患者脐孔上，外以纱布覆盖，再加胶布固定。每天换药1次，5～7天为1个疗程。

【说明】本方适用于脾虚湿热型带下病，症见带下量多、色黄稠、有臭味，神疲倦怠、纳少便溏、腹胀足肿、阴部多见灼热瘙痒、尿多短黄、舌质红、苔黄厚腻、脉滑数。

方4

【组成】芡实、桑螵蛸各30g，白芷20g。

【用法】上药研为细末，用米醋调成糊状，取适量敷于脐部，胶布固定。每天更换1次，连用5～7天为1个疗程。

【说明】本方适用于肾虚型带下病，症见带下量多、色白质清稀如水、有冷感、久下不止，腰膝酸软、小腹不温、或畏寒、大便溏、尿频清长或夜尿增多、苔白、脉沉迟。

方5

【组成】食盐、艾叶、米醋适量。

【用法】先将食盐、艾叶研为细末，加入米醋适量，炒热装入白布袋中，制成熨袋备用。用时取炒热的盐艾药袋置于患者脐部熨之，待温后将药物温敷在脐孔上，外以纱布扎紧固定。每天熨敷1次，直至病愈为止。

【说明】本方适用于妇女白带过多，色黄白相兼，恶臭，阴道瘙痒及灼痛。

方6

【组成】丁香、广木香各3g，吴茱萸4.5g，肉桂1.5g。

【用法】上药研末敷脐，常法固定。每2天换药1次。

【说明】本方适用于带多清稀。

方7

【组成】当归、川芎、桃仁、小茴香、红花、桂枝、白芍、败酱草、香附各20g，乌药、山慈菇各30g，刘寄奴、白花蛇舌草各40g，制乳香、制没药各15g。

【用法】上药水煎取液，调成药泥，敷于脐腹部。每次20分钟，每天1次，10次为1个疗程。

【说明】本方适用于慢性盆腔炎、宫颈炎、阴道炎所致的带下病。

方8

【组成】炒白芥子、白鸡冠花（醋炙）、白果、白胡椒、白术各3g，伏龙肝30g，车前子15g。

【用法】先将伏龙肝炒褐黑色。余药研末，倒入伏龙肝同炒片刻，注入适量白酒，做成 2 个药饼，温敷于神阙、隐白穴上，外以纱布覆盖，胶布固定。敷贴 24 小时后去药。每 7 天换药 1 次。

【说明】本方适用于脾虚湿热型带下病。

子宫脱垂

子宫脱垂是指子宫从正常解剖位置向下移位，甚至完全脱出阴道口外。本病常发生于劳动妇女，以产后损伤为多见。

本病多由分娩时用力太过，或产后劳动过早，致劳倦伤脾，气虚下陷，收摄无权；或因分娩时处理不当，损伤胞络，胞络失系；或产育过多，房事所伤，肾气亏虚，冲任不固；或素体虚弱，老年久病，便秘努责，失于固摄所致。

方 1

【组成】升麻、黄芪、柴胡、党参各 10g，麝香 0.3g，枳壳 15g，陈醋适量。

【用法】除麝香另研外，诸药混合研成细末，以醋调和为膏状，备用。患者平卧床上，取麝香 0.15g 纳入脐孔穴中央，再将药膏敷在脐窝上，外以纱布覆盖，胶布固定。每 3 天换药 1 次，10 次为 1 个疗程。

【说明】本方适用于气虚型子宫脱垂，症见子宫脱垂，甚或脱出阴道口外，卧或收入，劳则坠出更甚，自觉小腹下坠、神疲气短、心悸乏力、舌质淡、苔薄白、脉细弱。

方 2

【组成】升麻、枳壳各等量，小茴香、丁香、黄酒各适量。

【用法】将诸药共研为细末，以黄酒调和如膏备用。用时将药膏如蚕豆大 2 块，以 1 块贴敷患者脐中（神阙）穴，另一块贴于子宫穴上，盖以纱布，胶布固定。每 2 天换药 1 次，至病愈方可停药。

【说明】本方适用于妇女多种原因所致的子宫脱垂。子宫穴位于脐中下 4 寸，前正中线旁开 3 寸。

方 3

【组成】枳壳、升麻各 15g，五倍子、小茴香各 10g，青盐 6g，麝香 0.3g，艾炷适量。

【用法】除麝香另研外，其余诸药混合研为细末，过筛备用。用时先取麝香 0.15g 纳入患者脐孔内，继取药末撒于麝香上面，盖以槐皮。再用荞麦面粉加温水调成糊，将药糊圈脐 1 周，把预先制备的艾炷放在槐皮上，点燃灸之。每天 1 次，坚持常灸，至病愈才可停药。

【说明】本方主治妇女子宫脱垂，也治脱肛。

方 4

【组成】党参、桑寄生、杜仲、枳壳、蓖麻子各 30g。

【用法】上药共研细末，醋调糊状，取适量敷脐部，外用胶布固定。每天 1 换，连用 5～7 天。

【说明】本方适用于肾虚型子宫脱垂，症见自觉小腹下坠、尿频数、或头晕耳鸣、或腰膝酸软、舌质淡红、脉沉弱。

方 5

【组成】何首乌 30g，公鸡 1 只。

【用法】杀鸡，去毛及内脏。把何首乌研为细末，外包纱布，放入鸡腹腔内，置锅内煮至鸡肉离骨，取出药末，肉中加盐及调料，将肉和汤分次吃完，再把鸡骨研末和药末调匀，用油或水调成膏贴肚脐，外以纱布及胶布固定。

【说明】本方适用于Ⅰ度、Ⅱ度子宫脱垂。

方 6

【组成】五倍子、蓖麻子各 12g，麝香 0.1g，胡椒、雄黄各 3g。

【用法】将药物研细末，调拌面粉或鸡蛋清、姜汁，外敷肚脐，纱布包扎固定。

【说明】本方适用于脾虚型子宫脱垂。肾虚，配五味子 12g，升麻 6g；气虚，配桑寄生 20g，鸡血藤 30g。

不孕症

育龄期女性婚后或末次妊娠后，夫妇同居 12 个月以上，配偶生殖功能正常未避孕而不受孕者，称为不孕症。

本病多由情志不畅，肝气郁结，气机不利，以致冲任失调，影响受孕；或因体质肥胖，痰湿内生，气机不畅，冲任受阻，或下元虚寒，不能温煦子宫以致不孕。

若属肿瘤、卵巢损伤或手术切除、X 线过度照射以及女性生殖系统发育异常等所致的不孕，不在本书的治疗范围。

方 1

【组成】炮附子、巴戟天、肉苁蓉、当归、山茱萸、胡芦巴、川芎、干姜、细辛、黄芪、肉桂、红花、延胡索、石莲子、白术、党参、熟地黄、牡丹皮、补骨脂、木鳖子、菟丝子、血竭、龙骨、鳖甲各 6g，麝香 0.6g，麻油 250ml。

【用法】将上药（除麝香外）全部浸入油锅中 2～5 小时，至浸透为止，然后取出。把油锅放在炉火上烧热至70℃左右，缓缓将药加入，煎至药物全部枯焦变黑冒白烟为度，捞出药渣，用细筛上铺过滤纸滤过，放于器皿中静置，待凉后再滤过，弃去沉淀于底层的杂质，进行熬制。火势要掌握适当，初用猛火，后用文火，再继续搅拌片刻，趁热倒入已备好的数块2寸见方白布上，折叠备用。临用时将药膏化开，并掺入麝香，调匀摊于布上，即可使用。患者待经期过2～3天即可将所备之调经膏药3贴分别贴于肚脐（神阙穴）和双侧肾俞穴。然后以宽布带束之，以防止滑脱，直至下次月经来潮前1～2天揭下，待经期过后，去旧更新再敷。

【说明】本方适用于肝郁气滞（月经先后不定，经行不畅，或痛经，量多少不一，色紫暗或有小血块，经前乳房胀痛，或有精神抑郁，易怒）、痰湿内阻（经期延后，色淡量少质薄，白带增多，形体肥胖，胸闷腹胀，舌淡，苔白腻）所致不孕。

方2

【组成】食盐30g，川椒、附子各15g，生姜片5～10片，艾炷（如黄豆大）21壮。

【用法】先将食盐另研细末待用；次将川椒、附子共研为细末，另备用。用时先取食盐15～30g填入患者脐孔内，取艾炷置于食盐上点燃灸7壮，继之去掉脐中食盐，再以川椒、附子末填入脐孔中，以生姜片盖于脐上，将艾炷置于脐上灸之，连续灸14壮。每天填药灸1次，7天为1个疗程。

【说明】本方适用于下元虚寒型不孕症，症见婚后不孕，经期尚准或后期而至、量偏少、色暗有块，少腹冷痛。

方3

【组成】五灵脂、白芷、食盐各6g，麝香0.3g，面粉适量，艾炷（如黄豆大）适量。

【用法】将以上药物混合研为细末，贮瓶密封备用。临用时取面粉加水调和制成面条，以之围绕脐孔四周，取药末填满脐中，以艾炷点燃置于药末上灸之。连续灸至患者脐中有温暖感觉即停灸。每隔3天填药灸1次，10次为1个疗程。

【说明】本方适用于下元子宫寒冷、冲任不调所致不孕。

乳　癖

乳癖是指以乳房疼痛结块，与月经周期及情志变化密切相关为主要表现的良性增生性疾病。乳癖是妇女的常见病，各年龄均可发生，本病相当于现代医学的乳腺小叶增生和乳腺纤维腺瘤。

方 1

【组成】蒲公英、木香、当归、白芷、薄荷、栀子各 30g，紫花地丁、瓜蒌、黄芪、郁金各 18g，麝香 1g。

【用法】上药研末，每次取适量填脐，上置干棉球，胶布固定。每 3 天换药 1 次，8 次为 1 个疗程，一般治疗 3 个疗程。

【说明】本方适用于乳腺增生症。孕妇禁用。

方 2

【组成】炒当归、黄连、黄药子、蒲公英、玄参各 22.5g，甘草、芒硝、大黄各 30g，鸡子白适量。

【用法】上药研细末，用鸡子白调为膏，于纱布上涂贴，敷于脐上，常法固定，每日 1 次，取效为度。

【说明】清热解毒，止痛消肿。适用于肝郁痰结所致的妇人乳生结核，疼痛。孕妇禁用。

方 3

【组成】山慈菇、蚤休各 15g，蟾酥 5g，陈米醋适量。

【用法】前 3 味药共研末，过筛后米醋适量调成膏，取适量分别敷于脐孔、乳核上，胶布固定。每日 1 次，10 天为 1 个疗程。

【说明】本方适用于热毒壅滞所致的乳房结块、坚硬疼痛、形寒发热之证。孕妇慎用。

乳 痈

乳房患痈肿脓疡称为乳痈。中医学把乳痈分为三类：一是外吹乳痈，即在哺乳期因乳汁蓄积而发病；二是内吹乳痈，因胎气旺而上冲所致；三是非哺乳期乳痈。急性乳腺炎属于乳痈范畴。临床上常分为初期、蕴脓期、溃脓期三期辨治。

方 1

【组成】白菊花 15g，蒲公英 60g。

【用法】上药共捣烂敷脐，常法固定。每天换药 1 次。

【说明】本方适用于急性乳腺炎。

方 2

【组成】生大黄、芒硝各等量。

【用法】将上药研末，加少量凡士林，用开水调匀，摊于纱布上，贴于乳房红肿部位及神阙穴。每天换药 3～4 次。

【说明】清热解毒，软坚散结。适用于急性乳腺炎，症见乳房红肿热痛。

方 3

【组成】鲜仙人掌 100g。

【用法】鲜仙人掌去刺，洗净捣碎成泥，以纱布敷料摊平，根据乳痈范围大小剪贴，外用胶布固定或敷于神阙穴。每天换药 1 次，连敷 3～5 天。

【说明】清热解毒，行气活血。适用于乳腺炎初期，乳房肿胀疼痛，或有肿块。

第四章 敷脐疗法治疗儿科病症

夜啼

小儿白天安静，入夜啼哭，或每夜定时哭者，称为夜啼。本病应与其他疾病，如各种皮肤病、佝偻病、疝气、蛲虫病等引起的身体不适或瘙痒等出现的夜啼作鉴别；也应与护理不当引起的夜啼予以鉴别。

本病多因小儿脾常不足，喜温恶寒，腹中受寒，气机不通，或心火亢盛，积热上冲；或因阴血亏虚，水不涵木，血不养肝，虚火内扰，热扰心神，虚烦不眠；或惊骇客邪，使心神不宁，神志不安所致。

（一）脾虚胃弱

方 1

【组成】丁香、肉桂、吴茱萸各等量。

【用法】上药共为细末，取适量药末置于普通膏药上贴于脐部。每晚 1 次，次晨去掉。

【说明】本方主治小儿脾脏虚寒型夜啼，症见睡喜俯卧、屈腰而啼、下半夜尤甚、啼声低微、四肢欠温、食少便溏、唇舌淡白、指纹青白，腹中若得温熨抚摩、常可使夜啼稍缓。

方 2

【组成】丁香 3 粒。

【用法】将丁香末同饭捣做饼，贴患儿肚脐。每晚 1 次，晨起去掉。

【说明】主治小儿脾脏虚寒型夜啼。

方 3

【组成】五倍子 30g。

【用法】五倍子烧存性研末，用温开水调成饼，外用贴患儿脐部，以布缚定。每晚 1 次，晨起去掉。

方 4

【组成】丁香 3 粒，钩藤 3g，蝉蜕 2g。

【用法】上药共研末，水调为糊，敷脐，常法固定。每晚 1 次，晨起去掉。

【说明】本方适用于小儿夜啼，惊惕不安。

（二）心经积热

方 1

【组成】地龙 2 条或 3 条。

【用法】捣烂敷在脐上，用纸盖好，1 夜即安。

方 2

【组成】牛蒡子 3g。

【用法】研末，敷患儿脐中，胶布固定。每晚 1 次，晨起去掉。

（三）阴血不足

方 1

【组成】朱砂 0.5g，五倍子 1.5g，黄连 3g，生地黄 10g，陈茶叶水适量。

【用法】将前 4 味药共为细末，加陈茶叶水适量，捏成小饼状，外敷于脐中，用胶布固定。每晚更换 1 次。一般敷 2～6 次症状消失。

【说明】本方适用于阴血不足型夜啼，症见夜啼、五心烦热、五液俱少、躁动少眠、大便干、舌质红、或舌尖红。新生儿、婴幼儿禁用。

方 2

【组成】酸枣仁、郁李仁各 5g。

【用法】将 2 味药捣烂敷脐，外用伤湿止痛膏固定。每天 1 换，连续 3～5 天。

【说明】可养肝安神。

方 3

【组成】远志、合欢皮各 5g。

【用法】将 2 味药捣烂，敷脐，用伤湿止痛膏固定。每天 1 换，连用 3～5 天。

（四）食积胃肠

方 1

【组成】黑牵牛子 5g，米汤适量。

【用法】将黑牵牛子研为细末，以米汤和药末拌之成糊状，贮存备用。用时取药糊适量涂满于患儿脐部，外以纱布覆盖，胶布固定之。每晚于睡前 1 小时涂药，连续涂药至痊愈为度。

【说明】本方适用于食积胃肠型夜啼，症见小儿入夜啼哭不休或夜间定时啼哭、腹胀、吮乳、大便带不消化之物、舌质淡红、苔白腻。

方 2

【组成】陈茶叶 3g。

【用法】陈茶叶研极细末，白酒调和，敷患儿脐部，上盖纱布垫，再用绷带包扎固定。

【说明】多种原因引起的夜啼皆可应用。

方 3

【组成】焦山楂、鸡内金各等量。

【用法】研细末，每次 10g 用米醋或清水调敷脐孔，敷料包扎，胶布固定。每天 1 换，连用 3～5 天。

【说明】本方适用于食积胃肠型小儿夜啼，可消积化食、和胃安神。

新生儿黄疸

新生儿黄疸是指初生婴儿出现以周身皮肤、巩膜、黏膜、尿液发黄为主要表现的疾病。新生儿黄疸分为生理性黄疸和病理性黄疸。生理性黄疸通常在出生后 2～3 天出现，4～5 天达到高峰，5～7 天自然消退；早产儿黄疸持续时间可能更长，一般不超过 3～4 周。大多数生理性黄疸无需特殊治疗，可通过增加喂养量（促进排便）帮助排出胆红素。若出生 24 小时内即出现黄疸，或黄疸持续时间过长（超过 3 周）、黄疸消退后复现，或黄疸迅速加重，属病理性黄疸。本病多由母体胎孕之时，湿热熏蒸于胞胎，或临产之时、出生后感受湿热邪毒所致，治疗需根据具体证型进行辨证施治。

如黄疸程度较重，伴有贫血、嗜睡、呕吐、抽搐等神经系统症状（胆红素脑病），必须急送医院救治。

方 1

【组成】车前子 10g，生栀子、黄芩各 9g，生大黄 8g，鲜茵陈汁 1 小杯。

【用法】将前 4 味药共研为细末，过筛，与茵陈汁调拌成糊状，备用。用时取药糊直接填满婴儿肚脐孔，外加纱布覆盖，并加胶布固定。每天换药 1～3 次，勤贴换，直至黄疸尽退方可停药。

【说明】本方适用于湿热型新生儿黄疸。症见面目皮肤颜色黄而较鲜明，湿重者皮肤黄色较暗，亦可有发热、烦躁、口渴、尿少色黄以及呕吐、便秘、腹胀，舌质红，苔黄，指纹青，脉数。

方 2

【组成】赤小豆 7 粒，甜瓜蒂、丝瓜蒂各 7 个，鲜茵陈绞汁适量，白矾少许。

【用法】除茵陈外，其余药物共研为细末，过筛后，与茵陈汁调拌成糊状，备用。用时取药糊直接填满婴儿脐孔穴，外加纱布覆盖，胶布固定。每天换药 1～2 次，直至黄疸退尽方停药。

【说明】本方适用于湿热型新生儿黄疸。

方 3

【组成】鲜姜黄 10g，鲜天胡荽、鲜田基黄各 15g，米汤适量。

【用法】将上 3 种鲜药捣如泥状，以米汤调和如糊状，贮瓶候用。用时取药糊涂敷于患儿脐窝上，纱布覆盖，胶布固定。每天 1 次，至病愈为止。

【说明】本方适用于湿热型新生儿黄疸。

方 4

【组成】水牛角粉 0.3g，黄连、栀子、天麻各 10g，鲜茵陈汁 1 小杯（干品也可用 10g）。

【用法】将栀子、黄连、天麻共为细末，茵陈汁调成糊状，备用（用干品者清水调）。临用时取水牛角粉 0.15g 填于肚脐上，再将药糊盖在上面，外以纱布覆盖，胶布固定。每天换药 1～2 次，直至病愈。

【说明】本方适用于热毒壅盛型新生儿黄疸。症见面目皮肤发黄，多在生后较晚时间内出现，伴发热、烦躁喘促、拒食或呕吐、腹泻、皮肤有瘀斑，或抽搐，或昏迷，舌质红绛，苔黄，指纹紫。若有抽搐、昏迷者，配服安宫牛黄丸则效果更佳。

方 5

【组成】茵陈 30g，茯苓、猪苓、泽泻、车前子各 15g。

【用法】上药共为细末。用时取适量用清水调成糊状，敷贴于患儿脐孔穴上。每天换药 1～3 次，至病愈方可停药。

【说明】本方适用于脾湿型新生儿黄疸，症见患儿皮肤、面目发黄，日久不退，黄色较暗，神疲无力，纳少腹胀，大便稀薄，舌质淡，苔白腻，指纹色淡，脉缓。

方 6

【组成】青脊鲫鱼背肉 2 块，白矾 1g，砂仁 3g，白糖 5g。

【用法】诸药共捣烂如膏状备用，用时取药膏敷在患婴脐窝上，外以柔软布带束紧。每天换药 1 次。

【说明】本方主治新生儿面目、皮肤发黄，色如橙子，婴儿烦躁不安，啼哭不休，或呕吐。

盗 汗

盗汗亦称寝汗，睡时汗出，醒后即止，汗业后无恶寒，反觉烦热。多因阴虚热扰，心液不能收敛闭藏所致。

方 1

【组成】五倍子、五味子各 10g，生地黄、何首乌、百合、太子参各 5g。

【用法】共为细末，米醋调成糊状，备用。用时取适量，敷贴于脐孔上，外以纱布覆盖，胶布固定。每天换药 1～2 次，至病愈为止。

【说明】本方适用于阴虚内热型盗汗，症见盗汗频作、午后潮热、两颧发红、舌红少苔，脉细数。

方 2

【组成】生地黄、当归、黄连、黄柏、黄芩、黄芪各 5g，五倍子 10g。

【用法】共为细末，米醋调成糊状，备用。用时取适量，敷贴于肚脐上，外以纱布覆盖，胶布固定。每天换药 1 次，直至病愈方可停药。

【说明】本方主治心火亢盛型盗汗，症见睡则盗汗出、身热多烦、舌红溲赤、大便艰涩、脉象洪大有力。

方 3

【组成】五倍子、赤石脂、没食子、煅龙骨、煅牡蛎各 100g，朱砂 5g。

【用法】将前 5 味药共研细末，加朱砂 5g，和匀备用。6 个月至 1 岁患儿每次用 10g，1～5 岁患儿用 15g，5 岁以上患儿用 20g。用凉水、食醋各半调药成稀糊状，每晚临睡前敷肚脐，以纱布绷带固定，翌晨揭去。3～5 次为 1 个疗程。

【说明】本方主治小儿顽固性盗汗。

方 4

【组成】五倍子 1.5g，朱砂（水飞）0.3g。

【用法】上药共为细末，以温水调成糊状，临睡时敷填脐窝（神阙穴），上盖纱布，次晨除掉。

【说明】主治多种疾病引起的盗汗。脐部湿疹或破损者不用，新生儿、婴幼儿禁用。

小儿咳嗽

咳以声言，嗽以痰名，有声有痰谓之咳嗽，是儿科最为常见的肺系证候之一。引起本病的原因分为内伤、外感两大类。外感多因寒邪，束于肌表，内犯于肺、致肺气不宣，或外感风热、肺失清肃，或燥热伤肺、失其濡润；内伤多因伤食、积滞化热、蕴湿成痰、痰热上蒸于肺、肺气阻遏，或火热灼肺、炼液为痰、阻遏气道、使肺肃降无权，或肺阴不足，或肺气不足等所致。

方 1

【组成】葱白、艾叶各 6g。

【用法】上药共捣烂敷脐，常法固定，每天换药 1 次。

【说明】本方适用于风寒型小儿咳嗽，症见流涕、鼻塞、头身痛楚、恶寒无汗、舌苔薄白、脉浮紧、指纹浮红。

方 2

【组成】鲜白毛夏枯草、鲜青蒿各 31g。

【用法】上药共捣烂如泥，敷脐。如为干者，粉碎后用醋调和，敷脐，常法固定。每天换药 1 次。

【说明】本方适用于风热型小儿咳嗽，症见吐痰黏稠、口渴咽痛、舌苔薄黄、脉浮数、指纹浮而青紫。

方 3

【组成】麦冬、玉竹、北沙参、杏仁、浙贝母各 10g，栀子 9g，白蜜适量。

【用法】前 6 味药共为细末，过筛后备用。用时取适量白蜜调成糊状，敷贴于肚脐上，外以纱布覆盖，胶布固定。每天换药 1～2 次，1 周为 1 个疗程。

【说明】本方适用于燥热型小儿咳嗽，症见干咳无痰、咳而不爽、鼻咽干燥、唇红、苔薄黄、脉数、指纹色青紫。

方 4

【组成】大黄、芒硝各 6g，莱菔子、鸡内金、厚朴各 9g。

【用法】上药共为细末，用温开水调成糊状，备用。用时取药糊适量，敷贴于患儿肚脐上，外以纱布覆盖，胶布固定。每晚贴药 1 次，病愈为止。

【说明】本方适用于伤食型咳嗽，症见吐乳食痰涎、胸腹胀满、不思乳食、吞酸、大便酸臭或秘结、睡卧不安、舌苔白厚、脉滑、指纹沉滞。

方 5

【组成】栀子、黄芩、桑白皮、大黄各 9g，百部、天冬各 10g。

【用法】上药共为细末，用时取适量凉开水调成糊状，敷贴病儿肚脐上，纱布覆盖，胶布固定。每天换药 1 次，至病愈停药。

【说明】本方适用于肺热型咳嗽，症见痰黄而稠、鼻咽干燥、烦渴便秘、面唇红赤、舌红、苔黄厚、脉滑数、指纹青紫。

方 6

【组成】生地黄、百合、麦冬、五味子各 10g，人参 6g。

【用法】上药共为细末，贮瓶备用。用时取适量凉开水调成糊状，敷贴于脐孔上，外以纱布覆盖，胶布固定。每天换药 1 次，至病愈为止。

【说明】本方适用于阴虚型咳嗽，症见干咳无痰或少痰、午后夜间咳甚、面色潮红、五心烦热、唇燥舌红、苔少、脉细数、指纹紫滞。

方 7

【组成】黄芪 30g，防风、白术、苍术各 10g。

【用法】上药共研细末，过筛后贮瓶备用。治时，2 岁以下用 2g，2～6 岁用 3～5g，将药加入少量淀粉，用温水调匀后，把药填敷脐部，盖上纱布，再以胶布固定。每晚贴 1 次，5 天为 1 个疗程。间隔 5 天，续用第 2 个疗程。连用 4 个疗程停止敷药，进行定期观察。

【说明】本方适用于脾肺气虚型咳嗽，症见咳嗽无力、痰白清稀、食少便溏、少气懒言、舌淡苔白、脉细无力、指纹淡红。本方还可预防小儿呼吸道感染。

小儿哮喘

小儿哮喘是一种发作性痰鸣气喘疾病，发作时以喉间有水鸣声、呼吸困难、不能平卧为其特征。本病多因风寒束表、内闭于肺、痰为之动，致寒痰阻塞气道、肺气为之上逆，或素体阳盛、痰因热动、火炎痰生、痰热交阻、壅塞肺脏、或痰湿内蕴、上渍于肺、阻遏气道、痰气相击、上搏喉间所致。

小儿哮喘方

【组成】白矾 60g，面粉适量，米醋 50ml，蜂蜜少量。

【用法】先将白矾研为细末，与面粉拌匀，调米醋蜂蜜，拌制成稠膏状备用。用时取药膏 15g，贴敷于患儿脐孔穴上，外以纱布覆盖，胶布固定。每 2 天换药 1 次，连贴 10 天为 1 个疗程。

【说明】本方适用于痰湿型哮喘，症见痰多、喉间痰声辘辘、胸膈满食、食少便溏、面黄唇淡、舌苔白滑、脉濡或滑。

小儿发热

发热指体温升高超出正常范围，是儿科最为常见的症状之一。引起发热的原因分为内伤与外感两大类。外感常见的是风寒袭表，毛窍闭塞，阳气怫郁，正邪交争；或因风热之邪，伤于皮毛，卫阳相搏而发热。内伤多因乳食不节，食停中脘，结于胃肠，积滞日久而发热；或因气虚，或因阴虚均可致发热。

方 1

【组成】葱白（洗净）7 个，鸡蛋清半茶匙，白酒 10ml，食用面粉适量。

【用法】葱白切细连同蛋清、白酒、面粉放入小碗内做成面饼，以不甚黏手为度。放在患儿肚脐上（冬季要略加温），再用绷带或手帕固定。待患儿喷嚏时，病情已大有好转。每天换药 1 次，连用 2～3 天。

【说明】本方适用于外感风寒型发热，症见发热恶寒、无汗、头身疼痛、鼻塞不通、鼻流清涕、咳嗽痰稀、二便自调、脉浮紧、指纹浮红。

方 2

【组成】芥子末适量。

【用法】将药填脐内，以热物隔衣熨之，取汗出妙。

【说明】本方适用于外感风寒型发热。

方 3

【组成】鲜薄荷、鲜青蒿、鲜菊花、嫩桑叶、鲜忍冬叶各适量。

【用法】上药共捣烂如泥状，每次取适量敷贴于肚脐上，外以纱布覆盖，胶布固定。每天换药 2 次，病愈后停药。

【说明】本方适用于风热型发热，症见头身疼痛，口渴喜饮，大便干，小便黄，睡眠不安。

方 4

【组成】生大黄、芒硝各 10g，青蒿、胡黄连各 9g，米醋适量。

【用法】前 4 味药同研为细末，备用。用时取 10g，米醋调为糊状，敷贴于脐孔上，外用纱布覆盖，胶布固定。每晚敷药 1 次，清晨除去，至病愈为止。

【说明】本方适用于伤食型发热，症见发热以入暮尤甚、不思饮食、手心发热、夜卧不安、嗳腐吞酸、胸腹胀满、便秘或泻下酸臭、面呈青色、苔白厚、脉沉滑、指纹紫滞。

方 5

【组成】人参 9g，黄芪、白术各 10g，升麻、柴胡、甘草各 6g，白酒适量调敷。

【用法】前 6 味药共为细末，备用。用时取适量，调敷贴于患儿肚脐上，外以纱布覆盖，胶布固定。每天换药 1 次，连敷至病愈为止。

【说明】本方适用于气虚型发热，症见发热自汗、气短神疲、倦怠无力、面色白、舌质淡、脉细无力、指纹淡红。

方 6

【组成】生地黄、百合、麦冬各 10g，青蒿 30g，地骨皮、胡黄连、知母、牡丹皮各 9g。

【用法】上药共为细末，用温水调成糊状，装瓶备用。用时取适量敷贴于患儿肚脐上，外以纱布覆盖，胶布固定。每天换药 1 次，至病愈方可停药。

【说明】本方适用于阴虚型发热，症见发热以午后与夜间明显、五心烦热、盗汗咽干、舌红少苔、口唇干燥、脉细数。

方 7

【组成】葱白、鲜薄荷叶各 3g。

【用法】上药共捣烂如泥，外敷脐部，常法固定。每天换药 1 次，连用 3 天。

【说明】本方适用于小儿外感发热，怕风头痛，咽喉不利。

方 8

【组成】生石膏 12g，金银花、板蓝根各 9g，鲜西瓜皮 15g。

【用法】上药共捣如泥，拌匀，填于脐部。每天换药 2～3 次。

【说明】本方适用于咽红肿痛、鼻流浊涕、舌红苔黄小儿风热外感发热。

小儿癫痫

小儿癫痫指发生于小儿的以突然昏倒，意识丧失，口吐涎沫，四肢颤动或抽搐，移时苏醒，反复发作为主要特征的疾病。平素可无异常状态，但时发时止。中医学认为，本病的发生与先天的胎惊和后天的惊、风、痰、热、食等因素有关。

方 1

【组成】陈胆南星 20g，水牛角、羚羊角（代）各 15g，生龙骨 10g，白芥子 7g，朱砂 1.5g。

【用法】将诸药混合研成细末，过筛后，取米汤适量调药末，制成药丸如梧桐子大，金箔为衣。用时取药丸 1 个研碎，填入患儿脐窝中央，外以纱布盖上，再加胶布固定。每天换药 1 次。同时用药丸 1 个擦胸、背部至皮肤微红、微热为度。

【说明】本方适用于小儿癫痫，症见突然昏倒、不省人事、两目直视、口吐白沫、四肢抽搐、或发出猪羊叫声、舌质红、苔黄腻、脉弦数。新生儿、婴幼儿禁用。

方 2

【组成】丹参粉、硼砂各 1g，苯妥英钠 0.25g。

【用法】上药研细粉，加冰片少许，分 10 次使用，用时醋调，敷脐部，胶布固定。每周换药 1 次。本方应在临床医师指导下使用。

小儿水肿

小儿水肿是以面目、四肢，甚则腹背水肿为主症的一种疾病，亦称水气、风水等。

本病多因风邪袭于肌表，留于肤腠，致肺气不宣，通调失职，风遇水阻，致水溢肌肤；或因寒湿困脾，脾失运化，水湿泛滥，泛滥肌肤而成水肿。至于水肿消退后，患儿出现虚劳、腰酸等症，可根据证候辨证施治。

方 1

【组成】麻黄、白术、车前子、金银花各 10g，大田螺 1 个，大蒜瓣 5 枚。

【用法】先将麻黄、白术、金银花、车前子共研为细末，然后与大蒜、田螺加适量温开水共捣烂如泥，软硬适度，做成小药饼备用。用时取药饼贴于患儿脐孔上，纱布覆盖，胶布固定。每天换药 1 次。如患儿感觉脐部皮肤有不适感，即取下药饼，次日再贴敷。

【说明】本方适用于小儿水肿阳水证，症见恶寒发热、咳嗽、眼睑浮肿、继则全身水肿，或见咽红、咽痛、尿少、舌质淡或淡红、苔薄白或黄、脉浮紧或浮数。

方 2

【组成】鲜马蹄金适量。

【用法】上药捣敷脐上。每天 1 次，7 天为 1 个疗程。

【说明】主治小儿全身水肿（肾炎）。

小儿遗尿

遗尿俗称尿床，是指 3 周岁以上小儿睡中尿自遗、醒后方觉的一种疾病。

遗尿多因下元虚寒，膀胱不能约束，或因禀赋不足，肾气不充，肾气不固，或因肺气虚弱，肃降无权，则肾水终不能摄所致。若因不良习惯所致遗尿，则应在治疗的同时耐心指导。

方 1

【组成】生姜 30g，炮附子 6g，补骨脂 12g。

【用法】生姜捣泥，附子、补骨脂共研细末，合为膏状，填入脐中，用无菌纱布覆盖固定。

【说明】本方适用于下元虚寒型遗尿，症见睡中遗尿，醒后方觉，一夜可达 1～2 次或更多。兼见面色皖白，形神疲乏，腰腿无力，小便清长。虚寒甚者，肢冷畏寒，蜷卧而睡，脉沉迟无力。

方 2

【组成】补骨脂 30g。

【用法】上药捣烂为细末，取 0.3g 放入患儿脐眼内，纱布覆盖，绷带包扎。2 天换药 1 次。

【说明】本方适用于下元虚寒型遗尿。

方 3

【组成】生硫黄 3g，葱白 1 节。

【用法】将 2 味药合捣如膏，睡前将药膏外敷脐上，用绷带固定，或伤湿止痛膏固定，晨起取下。每晚 1 次，连用 3～5 次。

【说明】主治下元虚寒型遗尿。

方 4

【组成】五倍子、五味子、菟丝子各 12g。

【用法】上药研细末，用温开水调拌，外敷贴肚脐、命门穴，每天换药 1 次。

【说明】主治小儿肾虚型遗尿。命门穴位于第 2 腰椎棘突下。

方 5

【组成】黑胡椒粉适量。

【用法】每晚临睡前将适量胡椒粉放在肚脐内，以填满肚脐窝为度，然后用伤湿止痛膏贴盖，并将其周围压紧，以免活动时将药粉漏掉。24 小时去掉或更换，7 次为 1 个疗程。

方 6

【组成】麻黄、益智、桑螵蛸各 2 份，肉桂、丁香、石菖蒲各 1 份。

【用法】上药共为细末，过 80 目筛，贮瓶备用。每用 3g，用陈醋调成饼状，敷神阙穴，外用胶布固定，敷 36 小时后取下，隔 12 小时后再敷。连续 3 次，以后改为每周 1 次，以巩固疗效。2 周为 1 个疗程。

【说明】配合耳穴压法：①第一组，肾、皮质下、胃、枕、神门；②第二组，膀胱、缘中、脾、尿道、耳中。每穴按压 50 下，每天 4 次。以上 2 组穴位交替进行，每周耳压 1 次，2 次为 1 个疗程。

小儿呕吐

小儿呕吐是指乳食从口中吐出为主症的一种儿科常见病证。与小儿呕吐相似的还有小儿溢乳，是偶尔小儿吮乳过多，胃满而溢，不应视为病象。

小儿呕吐多因暴饮暴食，或过食不洁之物，造成脾胃受伤，遂致乳食不化，宿食成积，阻滞中焦，气机不通，胃气上逆，或外邪犯胃，入于中焦脾胃，脾胃不和，或久病中焦气虚，或寒凉克伐太过，胃寒不纳等所致。

方 1

【组成】生大黄、芒硝各 6g，枳实 5g，丁香 3g，伏龙肝 10g。

【用法】先将前 4 味药研为末，伏龙肝煎汤，备用。用时取药末适量，然后用伏龙肝汤调成糊状，敷贴于脐孔上，外以纱布覆盖，胶布固定。每天换药 1～2 次，病愈为止。

【说明】本方适用于食滞型呕吐，症见嗳腐吞酸、呕吐乳食、脘腹胀满、夜寐不安、大便酸臭、舌苔白厚、脉滑。

方 2

【组成】炒吴茱萸 3g，生姜、葱白各少许。

【用法】上药共捣成糊状敷脐中，外用胶布固定。

【说明】本方适用于外感寒邪型呕吐，症见呕吐、恶寒发热、头身不适、苔白、脉浮等。

方 3

【组成】鲜葱白 20 茎，鸡蛋 2 枚。

【用法】把鲜葱白洗净，切碎略捣出汁，放入碗内与鸡蛋（除壳）相搅拌（切勿放盐）。热锅里放菜籽油少许，将上 2 味药倒锅内煎成 $7cm^2$ 大小的药饼 1 块，用纱布包裹，趁热贴神阙穴（肚脐）。

【说明】本方适用于外感寒邪呕吐。

方 4

【组成】吴茱萸 10g，干姜 9g，丁香 6g，生姜、葱白各适量。

【用法】前 3 味药共研为细末。用时取适量与生姜、葱白共捣为糊状，敷贴于肚脐上，外以纱布覆盖，胶布固定。每天换药 2 次，病愈为止。

【说明】本方适用于胃寒型呕吐，症见朝食暮吐，伴见面色苍白、唇舌淡白、食少不化、腹痛便溏。

小儿泄泻

泄泻是以大便稀薄，便次增多或如水样为其主症。

引起泄泻的原因甚多，多因感受外邪，损伤肠胃，或湿热，或寒湿致泻；或伤于饮食，脾不健运，胃不能消磨，从而混杂而下，并走于大肠，或因脾气不健，运化无能而致泄泻。

方 1

【组成】苍术、藁本（比例 2∶1）。

【用法】上药研末，用时唾液调之，纳脐中，胶布覆盖。一昼夜换药 1 次。

【说明】本方主治风寒型泄泻，症见泄泻清稀多沫、臭味不大、肠鸣腹痛、或见恶寒发热、鼻塞流清涕、轻咳、口不渴、指纹红、舌苔薄白、脉浮。

方 2

【组成】葱白 6 根，食盐少许，酒糟 1 小杯。

【用法】混合炒热，布包敷脐，每日 1 次。

【说明】本方适用于新生儿肠鸣腹泻。用此法应注意温度适宜，防止烫伤，冷则再炒再敷。

方 3

【组成】鲜生姜 1 片（如铜钱厚）。

【用法】上药置患儿脐部，上用胶布封贴固定。每 24 小时换药 1 次。

【说明】此方主治单纯性小儿消化不良及因寒引起的小儿水泻。

方 4

【组成】羌活、白胡椒、肉桂、丁香、青皮、肉豆蔻、木香各 2g，去核大枣 4 枚，生姜、小葱各 10g。

【用法】将前 7 味药研成细末，和后 3 味共捣如泥，再掺入适量炼蜜，做成钱币大小之药饼，用塑料袋封包备用。使用时，药饼贴在脐上，以绷带围腰一周固定脐上。每 6～8 小时换药饼 1 个，已经用过的药饼可再掺入适量炼蜜，保持一定湿度再次使用。一般 1 个药饼可反复使用 3 次。

【说明】本方适用于小儿急慢性肠炎。

方 5

【组成】黄连、黄柏、黄芩各等量。

【用法】上药为末，用大蒜液适量调成糊状（取大蒜瓣数枚捣碎，入少量开水浸泡 1 小时后即为大蒜液），涂于患儿脐上，用厚蜡纸覆盖，再以胶布固定。每天换药 1～2 次，连用 3 天为 1 个疗程。

【说明】本方适用于湿热型泄泻（热重于湿型），症见泻下如注、粪色深黄臭味异常、便次多，常伴有发热、烦躁口渴、尿短赤，舌质红、苔黄而干、脉滑数。

方 6

【组成】白头翁、川黄连、秦皮、木香、煨肉豆蔻、炒白芍、补骨脂、公丁香、茵陈各等份。

【用法】上药共研细末，3g 为 1 包，每包用鲜葱、生姜 2 大片，捣烂加蜜少许，调成香饼，敷脐 8 小时换 1 次。连续使用 3 次为 1 个疗程。

【说明】本方适用于湿热型（湿重于热）泄泻，症见不发热或微热，便泻黄水、状如蛋花汤水样，小便不利，伴胸闷、呕恶、口渴不多饮、舌苔多见白腻或淡黄、脉濡数。

方 7

【组成】苍术、黄芩（比例为 2∶1）。

【用法】上药共为细末。用时取药末适量，用藿香正气水调成糊状敷肚脐，纱布覆盖，胶布固定。每天换药 1 次。

【说明】主治湿热型泄泻（湿重于热型）。

方 8

【组成】硼砂（醋煮炒干）、猪苓、生地龙各 9g，葱汁适量。

【用法】前 3 味药研为末，葱汁调和，敷脐中约 1 寸厚，缚之，待尿多为度。每天 2 次。

【说明】主治泄泻无度，诸药不效者。

方 9

【组成】吴茱萸 6g，桂楠（即肉桂中的桂板）、广木香各 5g，公丁香、地榆各 4g。

【用法】上药共为细末，过筛备用。用时取药末放置在肚脐上，盖上海绵块，再以纱布包扎，48 小时后去掉。

【说明】主治寒湿型腹泻。

方 10

【组成】白胡椒 2 份，肉桂、丁香各 1 份，藿香 1.5 份。

【用法】研成细末，混匀装瓶密封备用。每次 1～3g，敷贴肚脐孔。用时先将开水置温，调药成块状，薄布包好，脐部放纱布 1 块，再放药，后用胶布固定。次日（即 24 小时）换药。否则药效不力或皮肤溃疡。每天 1 次。

方 11

【组成】干姜、艾叶、小茴香各 20g，川椒 15g，生姜 30g。

【用法】上药共为细末，鲜姜捣烂拌上药末，装入纱布袋内敷脐，上以热水袋温之，保持温度。昼夜连敷，5 天为 1 个疗程。

【说明】无矢气者，加荜茇 9g；尿少者，加大葱白茎 7 根；大便有黄黏液，呕吐痰涎者，加大蒜 5 瓣。

方 12

【组成】胡椒末（黑白均匀）适量。

【用法】填肚脐中，外贴小儿暖脐膏药或伤湿止痛膏，固定 24 小时后换药。

【说明】本方适用于小儿寒湿型泄泻。如兼受风寒，用藿香正气水将胡椒末调糊涂脐；如脾胃虚寒或久泻不愈者，加丁香、肉桂末或五倍子末。

方 13

【组成】党参、白术各 10g，干姜 5g，炙甘草 3g，米醋适量。

【用法】将前 4 味药共为细末，用时取上药 2g，米醋调匀，敷贴于肚脐中，纱布覆盖，胶布固定。每天换药 1 次。

【说明】本方适用于脾胃虚寒型泄泻，症见久泻不愈、或时泻时止、大便稀溏、面色萎黄、平素畏寒、神疲倦怠、舌质淡、苔薄白、脉细无力。

方 14

【组成】苍术、干姜、丁香、川椒（比例为 4∶3∶2∶1），藿香正气水适量。

【用法】将前 4 味药共为细末，贮瓶备用。用时取药末适量，加藿香正气水调敷肚脐，纱布覆盖，胶布固定。每天换药 1 次。

【说明】主治脾胃虚寒型泄泻。

方 15

【组成】小茴香、肉桂、丁香、五倍子、苍术、木香各等份。

【用法】上药共研细末，少量温水调和敷脐。每天换药 1 次。

【说明】主治脾阳虚型泄泻。

方 16

【组成】伤湿止痛膏 1 片，胡椒 10g。

【用法】取胡椒 10g，置锅内，微火炒 5 分钟，取出放凉，研为细末。患儿仰卧床上，用胡椒粉 3g 敷于患儿脐眼及周围皮肤上，直径 3～5cm，再用伤湿止痛膏封严。每天更换 1 次。

【说明】本方适用于 1～7 岁儿童的虚寒型单纯性腹泻。

方 17

【组成】五倍子 15g，枯矾 10g，黄蜡 30g。

【用法】先将五倍子、枯矾研细末，越细越好。将黄蜡置小锅内加温熔化，再入五倍子、枯矾末，枯矾末边放边搅，搅匀后待凉备用。用时先用温水将脐眼洗净，取药膏约 1g，放 4cm×4cm 的胶布上，文火化开，贴于脐眼上，并热敷 2 次，以利药物吸收。每天 1 贴。

【说明】本方作用敛肠止泻。主治小儿腹泻。

小儿痢疾

痢疾是以大便次数增多、夹杂黏液脓血、腹痛、里急后重为主症的疾病，古称肠澼，亦名滞下。

本病多因湿热蕴滞肠胃，损伤肠膜血络，气血化为脓血下痢；或因寒湿郁滞肠胃，气机受阻，气血滞凝；或见热毒瘀塞，上攻胃口，胃气上逆；或胃气虚败，不能纳谷而成痢疾、噤口痢。

现代医学的细菌性痢疾、阿米巴痢疾等，均属本病范畴。

方 1

【组成】黄连、滑石、车前子（比例为 1∶5∶5）。

【用法】上药混合碾成粉过筛而成，以 1～2g 填脐中，敷上 3cm×3cm 左右胶布。每天换 1 次，重者每天 2 次。

【说明】本方适用于湿热型痢疾（湿偏重），症见痢下白多赤少、口渴而不多饮、心烦欲呕、胸膈痞闷、腹胀纳呆、身体困倦、肛门下坠、滞下不爽、舌苔黄腻、脉濡数。

方 2

【组成】硼砂 2g，肉桂、枯矾各 3g。

【用法】上药为末，以凉水调摊脐上，缚之。当觉大热，以水润之。可用 3～4 次。

【说明】本方适用于虚寒型下痢，症见痢下多白，清稀而腥，或纯下白冻，次数较多，腹痛肠鸣，胸闷不渴，饮食缺乏，尿清不黄，肛门后坠，舌苔白腻，脉沉缓。

方 3

【组成】独头蒜 2～3 个，硫黄 9g，母丁香 3g，麝香 0.3g。

【用法】将后 3 味药共研为细末，加蒜共捣烂如泥，做成如梧桐子大药丸，以飞过朱砂为衣。取药丸填入患儿脐中，以手按紧，再以胶布贴紧固定。每天换药 1 次，至病愈方可停药。

【说明】本方适用于小儿痢疾。脐部湿疹或破损者不用，新生儿、婴幼儿禁用。

疳积（食积）

疳积是指小儿由于饮食积滞所形成的慢性营养不良性疾病。其证候以不思乳食、腹部胀满、食而不化、嗳腐呕吐、大便酸臭或便秘为特征、日久形体日渐羸瘦而形成疳积。

本病多因乳食不节或喂养不当，乳食无度，或进食难以消化的食物，伤害脾胃，运化失职，升降失调，乳食停滞，积而不消，乃成积滞。食久成积，积久成疳。或脾气虚弱，病后体虚，脾气虚损，令乳食停蓄，每多形成虚中夹实的积滞或疳积。除此外，虫积、湿热等均可形成疳积。

（一）脾胃虚弱

方 1

【组成】苍术 25g，荞麦面粉 60g，米醋适量。

【用法】先将苍术研为细末，过筛后与荞麦面粉拌匀，掺入米醋适量炒热，捏成圆形如 5 分硬币大药饼，贮存备用。用时取药饼 1 个敷在患者肚脐窝上，盖以纱布，胶布固定。2～3 天换药 1 次。

【说明】本方适用于脾虚型积滞（疳积）。

方 2

【组成】芜荑、阿魏、槟榔各等量，葱白 7 茎，生酒糟适量。

【用法】诸药混合捣融如膏状，贮备候用。临用时取药膏分为2份，摊于2块包布中间，分别贴在患儿脐中穴、脾俞穴，以胶布固定。3天换药1次，病愈为止。

【说明】本方适用于小儿疳积初起，症见脘腹胀满、神疲纳呆、呕吐食物、大便干结等。脾俞穴位于第11胸椎棘突下，旁开1.5寸。

方3

【组成】木香、陈皮、莱菔子各12g，三棱、莪术、槟榔各10g，姜黄3g。

【用法】将药物研成细末，调凡士林或麻油外敷肚脐，胶布固定。2～3天换药1次，病愈为止。

方4

【组成】艾叶60g，胡椒3g。

【用法】上药研末后，加酒12ml，外敷肚脐，胶布固定。2~3天换药1次，病愈为止。

方5

【组成】五倍子（焙黄）9g。

【用法】上药以醋捣黏如膏，摊布上，贴囟门或抹于脐腹。2~3天换药1次，病愈为止。

【说明】主治小儿疳积，瘦弱。

方6

【组成】吴茱萸、香附各12g，甘草、侧柏叶各30g。

【用法】上药研细末，调拌鸡蛋清，外敷贴肚脐。2~3天换药1次，病愈为止。

（二）食积胃肠

方1

【组成】延胡索粉3g，胡椒粉0.5g。

【用法】把上药直接放入脐中，外敷消毒纱布，用胶布固定。每天换1次。

【说明】本方适用于伤食型积滞，症见患儿不欲吮乳、呕吐乳片、口中有乳酸味、腹胀不舒、大便酸臭、舌苔白腻、脉弦滑、指纹紫滞。

方2

【组成】皮硝9g，大枣（去核）7枚，连须葱白7根，苦杏仁、栀子各7枚，酒糟30g，白麦面粉10g。

【用法】将诸药混合共捣至膏状，贮存待用。用时将药膏分为2份，分别摊于2块2cm×3cm纱布中间，把1块贴敷在患儿脐窝上，另一块贴敷在命门穴上，外以胶布固定。3天换药1次。

【说明】本方适用于疳积，症见形体消瘦、气血不荣、头发干枯成束、精神萎靡、腹部胀大、青筋暴露、或腹凹如舟、饮食异常。还可用于虫积、伤食积。命门穴位于第 2 腰椎棘突下。

方 3

【组成】山楂、玄明粉、鸡内金、莱菔子各 10g，肉桂、厚朴各 6g。

【用法】上药共研末，每次 3g，温开水调糊敷脐，外用纱布覆盖，胶布固定。每天换药 1 次。

【说明】本方适用于小儿食积、腹胀便秘。

方 4

【组成】桃仁、栀子各 6g，杏仁、山楂、生大黄各 5g，皮硝 4g，香葱根、面粉各适量，大枣 7 枚，鸭蛋 1 枚。

【用法】将桃仁、杏仁、栀子、大黄、皮硝、山楂研末，葱根和大枣（去核）捣烂，并与鸭蛋清拌匀制成饼状。敷神阙穴 24 小时后取下。

【说明】本方适用于食滞化热型疳积。配合针刺四缝穴：取一无菌的 7 号注射针头，在患儿双手四缝穴处作常规消毒，用针刺入并挤出黄白色液体。

（三）湿热虫积

方

【组成】甜酒曲 1 个，芒硝、栀子各 6g，杏仁 10g，使君子肉 7 粒。

【用法】上药共研细末，晚上用浓茶调敷脐部，布带包住，次晨除去。连敷 3 晚。

【说明】本方适用于虫积型疳积，症见面色萎黄、形体消瘦、食欲异常、爱食泥土、生米杂物、肚腹胀大、时时腹痛、大便时而下蛔、巩膜有蓝斑、唇口起白点、脉象弦细。

小儿便秘

便秘是指大便秘结不通、排便时间延长的一种病证。本病多因喂养不当，乳食不节，或过食肥甘、生冷等，伤害肠胃，停滞中焦，久而成积，肠道干涩，传导失常，或肠胃积热，或热病之后余热留恋，燥热内结肠道，传导失职，或因血虚，肠道干涸所致。

方 1

【组成】大黄 10g。

【用法】大黄烘干，研成粉末备用。用适量酒调成稠状，涂于脐部，用纱布覆盖固定，再用热水袋热敷10分钟。每天1次。

【说明】主治小儿食积便秘，症见大便闭结、脘腹胀痛、不思乳食、手足心热、尿黄少、舌苔黄腻、脉沉实、指纹紫滞。

方2

【组成】当归、白芍、白术、薏苡仁、桔梗、陈皮、大腹皮、延胡索粉各6g，茯苓、莱菔子各9g，麸皮、米醋各适量。

【用法】上药共研粗末，加麸皮少许，共炒黄后喷醋，趁热敷脐。

【说明】主治小儿高热便秘、内热便秘。

方3

【组成】大黄、芒硝、枳实、厚朴各10g。

【用法】上药共为细末，用适量的醋调成糊状，备用。用时取10g，敷贴于脐孔上，外以纱布覆盖，胶布固定。每天换药1～2次。

【说明】本方适用于燥热便秘，症见大便干结、排出困难、甚至便秘不通、腹部不适、或兼呕吐、或兼口臭唇疮、面赤身热、尿短黄、舌苔黄燥、脉滑实、指纹紫滞。

方4

【组成】当归、生地黄各12g，何首乌、火麻仁、肉苁蓉、郁李仁各10g。

【用法】上药共为细末，用蜂蜜适量调成糊状，敷贴于脐上，纱布覆盖，胶布固定。每天1次。

【说明】本方适用于血虚便秘，症见面唇爪甲白或无华、心悸目眩、大便干燥、努挣难下、舌质淡嫩、舌苔薄白、脉细弱、指纹色淡。

小儿厌食

厌食又名恶食，是指食欲缺乏、不愿进食的表现。小儿厌食指发生于小儿的以长期厌恶进食、食量减少为主要表现的疾病。本病日久患儿精神疲惫，抗病力弱，为其他疾病的发生和发展提供了有利条件。本病多因乳食不节、痰湿滋生、脾胃虚弱等所致。

小儿厌食方

【组成】炒神曲、炒麦芽、焦山楂各10g，炒莱菔子6g，炒鸡内金5g。

【用法】上药共研细末，加淀粉1～3g，用白开水调成糊状，临睡前敷于患儿脐上，再用绷带固定，次晨取下。每天1次，5次为1个疗程。不愈者，间隔1周，再行第2个疗程。

【说明】兼有乳食停滞者，加陈皮6g，酒大黄5g；兼有脾虚湿困中焦，加白扁豆、薏苡仁各10g；兼有先天不足，加人参3g（或党参6g），干姜、炙甘草各6g；兼有脾胃虚弱，加党参、山药各10g，白术6g；兼有呕吐恶心，加半夏、藿香、枳壳各6g；兼有大便稀溏，加苍术10g，诃子6g。

小儿腹痛

腹痛是儿科常见病，涉及范围广，内科、外科疾病均可出现腹痛。本书所治疗的是无外科急腹症指征的一类腹痛。

腹痛多由感受寒邪，搏结肠间，或过食生冷，使中阳受遏，或乳食不节，损伤脾胃，乳食壅滞肠中所致。虫积亦可致腹痛（治疗见“疳积”）。

方1

【组成】葱白60g，食盐适量。

【用法】上药共捣成糊状，炒热后，外敷贴或敷烫肚脐部，每天1次。

【说明】本方适用于实寒腹痛，症见突然绞痛、阵阵发作、手足欠温、甚则唇色青暗、腹部柔软、肠鸣辘辘、痛处喜暖、近温则舒，或有呕吐、腹泻、但次数不多、尿清长，舌苔薄白、脉弦。

方2

【组成】胡椒6g。

【用法】上药研细末，调拌面粉，外敷贴肚脐，每天换药1次。

【说明】主治小儿寒性腹痛。

方3

【组成】香附20g，莱菔子12g，陈皮6g，大黄、芒硝各9g，冰片3g。

【用法】上药共研为细末，调凡士林，外敷贴肚脐。每天换药1次，止痛即止。

【说明】本方适用于伤食型腹痛，症见腹部胀满疼痛、按之痛甚、不思乳食、嗳气有腐臭、矢气恶臭、或有呕吐、腹痛欲泻、泻后痛减、舌苔白腻、脉弦滑。

方4

【组成】小茴香、老姜、艾叶各9g，葱头1个。

【用法】上药共捣烂，炒热，敷脐或布包熨脐。每天换药1次，止痛即止。

【说明】本方适用于小儿虚寒腹痛。

方5

【组成】公丁香30个，肉桂1g，白胡椒40粒，白豆蔻30粒。

【用法】上药共研细末，每次取1.5g填脐中，外贴万应膏，3天后除去。

【说明】本方适用于小儿腹冷肚痛之症。

蛔虫病

方 1

【组成】白杨树皮 30～60g。

【用法】将白杨树皮捣成绒，敷脐，每日 1 次。

方 2

【组成】花椒 16g，贯众、川楝根皮各 31g。

【用法】上药加水煎成浓膏，敷脐，每日 1 次，排虫即止。

口　疮

口疮是指口腔内唇、龈、舌、颊、上腭等处黏膜上出现淡黄色或白色小溃疡面，单个或多个不等，呈椭圆形，周围红晕，表面局部灼痛，反复发作，重者影响进食和吞咽。口疮多因脾胃素蕴积热，热盛化火，循经上行，熏蒸口舌，口腔不洁，腐蚀肌膜，或虚火上炎，上灼口膜所致。

方 1

【组成】大黄、硝石、白矾各等量，米醋、面粉各少量。

【用法】前 3 味药共为细末，加入米醋、面粉少量，调和制成膏备用。用时取膏药 2 小团，分别敷于患儿脐孔上和两足心，盖以纱布扎牢，或加胶布固定。每天 1 次，敷 3～4 次即可见效。

【说明】本方适用于脾胃积热型口疮，症见口疮生于唇、舌或颊内、齿龈等处，为黄白或灰白色的溃烂点，大小不等，有的连接成片，边缘鲜红，有疼痛感，口臭流涎，口渴，溲赤，大便干结，烦躁不安，舌红苔黄，脉数。

方 2

【组成】细辛 3g。

【用法】将细辛研末，置肚脐内，以填平脐眼为度，盖以纱布，胶布固定。每天换药 1 次。

【说明】本方适用于虚火上炎型口疮，症见口腔溃疡点数目较少、表面黄白色，周围颜色淡红，口干，舌光红，脉细数。

方 3

【组成】黄连、桂心等量。

【用法】上药共研为散敷脐，胶布固定，每天换药 1 次。

【说明】本方适用于虚火上炎型口疮。

方 4

【组成】生半夏 6g，黄连、栀子各 3g，陈醋适量。

【用法】上药共研细末，陈醋调敷脐（睡前敷用）。每天换药 1 次。

【说明】本方适用于鹅口疮。

方 5

【组成】细辛、大黄各等量。

【用法】上药共研细末填脐。

【说明】本方适用于小儿鹅口疮。

方 6

【组成】细辛、吴茱萸各 3g，丁香、肉桂各 2g，麻油适量，艾炷适量。

【用法】上药共研细末，用麻油调糊敷脐，上置艾炷灸之。每天 1 次，每次 7 壮。

【说明】本方适用于小儿口疮。

方 7

【组成】黄柏、生石膏、细辛各适量。

【用法】上药共研末，水调敷脐。每天换药 1 次。

【说明】本方适用于胃热口疮。

第五章 敷脐疗法治疗男科病症

阳　痿

阳痿是指成年男子阴茎不能勃起或勃起不坚或坚而短暂，致使不能进行性交的表现。本病的发生多由于虚损、惊恐或湿热等原因，致使宗筋失养而弛纵，引起阴茎痿弱不起。

正常男子由于极度疲劳、饮酒过度等原因，偶然出现勃起困难，不算病态。

方 1

【组成】陈艾叶、蛇床子各 31g，木鳖子 2 个。

【用法】以上 3 药研为细末和匀。将药末用棉布包裹，放在脐上，以纸圈围住，用熨斗热熨于其上。

【说明】本方功效为暖脐止痛，主治命门火衰型下元虚冷的阳痿。本方还可治疗下元虚寒所致的泄泻。

方 2

【组成】小茴香、炮姜各 5g，食盐适量。

【用法】2 味药共研末，加食盐少许，用人乳或蜂蜜调糊状，敷于脐，外加胶布固定。5～7 天换药 1 次。

【说明】主治命门火衰型阳痿。

方 3

【组成】五灵脂、白芷、青盐各 6g，麝香 0.3g。

【用法】以上各药研为细末，以荞麦粉调和成面圈置于脐上，将药末填实于脐中。以艾条于脐上灸之，以脐中感觉温暖即停止，过几天再灸。但不可多灸，以免生热。

【说明】本方主治男子阳痿、遗精、脐腹寒冷。

方 4

【组成】巴戟天、淫羊藿、胡芦巴、金樱子各 10g，柴胡 6g，阳起石 12g。

【用法】上药共研细末，制成药带，缚于脐腹。

【说明】本方主治勃起不坚。

遗　精

不因性生活而精液频繁遗泄并伴有头昏、耳鸣、健忘、心悸、失眠、腰酸腿软、精神委靡等表现的病证，称为遗精。有梦而遗者为梦遗；无梦而遗或清醒时精液自流者为滑精。未婚成年男子或婚后分居者偶有遗精，为精满自溢，属正常生理现象。

本病多由情志失调引起，或房劳过度、早婚、手淫、饮食失节、湿热下注，而导致肾气不能固摄，形成遗精。

（一）湿热下扰

方 1

【组成】紫花地丁 60g。

【用法】将紫花地丁捣烂如膏状，取适量贴敷于肚脐上，盖以纱布，胶布固定。每天换药 1 次，病愈方可停药。

【说明】本方适用于湿热内蕴型遗精。症见遗精频作，或尿时少量精液外流，尿热赤浑浊，口苦或渴，心烦少寐，口舌生疮，或见脘腹痞闷，苔黄腻，脉濡数。紫花地丁以用鲜品为好，干品可加适量淡盐水，有同样疗效。

方 2

【组成】川楝子、龙骨、牡蛎各等量。

【用法】将上 3 味药共研细末，掺入灸疮膏中，敷贴脐下 1.3 寸。每天贴 1 次，10 次为 1 个疗程。

【说明】本方适用于湿热遗精。灸疮膏由川芎、当归、赤芍、白芷各 2 份，细辛、小团花各 30g，麻油熬，铅粉收而成膏。

（二）阴虚火旺

方 1

【组成】生地黄、白芍、川芎、当归、麦冬、黄柏、知母、黄连、栀子、炮姜、山茱萸、煅牡蛎各 30g，麻油、红丹各适量。

【用法】以上诸药除红丹外，将其余药物浸入麻油中半天，移入锅中，用文火煎熬，煎至枯黄色后，过滤去渣。再熬油至滴水成珠时离火，徐徐加入红丹，并用力搅拌收膏。倒入冷水中浸泡 3～5 天去火毒。每天换水 1 次。然后取出膏药置阴凉处贮存。用时将膏药置水浴上溶化，摊涂于布上，每贴重 20～30g，贴于患者的肚脐上。每 2～3 天更换 1 次，连续使用不超过 7 天。

【说明】本方有滋阴清火之功，适用于阴虚火动之遗精，症见遗精频作、头昏目眩、精神不振、体倦乏力、腰膝酸软、手足心热、舌质红、脉细数。

方 2

【组成】甘遂、甘草、猪脊筋各适量。

【用法】将以上诸药共捣烂如膏状，敷于患者脐孔上，外用纱布覆盖，胶布固定。每 3～5 天换药 1 次，病愈停药。

【说明】本方适用于阴虚火动之遗精。

方3

【组成】食盐适量。

【用法】食盐研细末，填脐中，常法固定。

【说明】本方适用于虚火扰室，遗精梦遗。

（三）肾虚不固

方1

【组成】菟丝子、茯苓、韭菜子、龙骨各30g。

【用法】将以上诸药混合共研成细末，贮瓶备用。用时取药末12g，以温开水调如糊状，敷于患者肚脐上，盖以纱布，胶布固定。每天换药1次，10次为1个疗程。

【说明】本方有益肾固精之功，适用于肾虚不固型遗精，症见遗精频作、甚者滑精、腰膝酸软、头昏目眩、面色白、舌质淡、脉沉弱。

方2

【组成】母丁香、硫黄、胡椒、菟丝子各15g，麝香2g，大蒜适量，朱砂少许。

【用法】将前4味药混合研成细末，加入麝香再研匀，贮瓶密封备用。用时取药末适量，加入大蒜共捣烂为丸，如蚕豆大，以朱砂为衣，于晚睡前纳入患者脐孔中，外用胶布封固。每晚换药1次，10次为1个疗程。

【说明】本方适用于肾虚不固型遗精。

方3

【组成】五倍子50g。

【用法】将五倍子研为极细粉末，装入瓶中备用。用时取药末9g，用唾液调成糊状，涂于患者脐孔内，盖以纱布，胶布固定。每2天换药1次，5次为1个疗程。

【说明】五倍子味酸性平，入肺、胃、大肠经，有敛阴降火之功，用之外敷，能平降肾脏虚火、益肾固精。

（四）气虚血弱

方

【组成】党参、黄芪、当归各15g，甘草、苍术、五味子、远志、白芷、红花、紫梢花、肉桂、附子各10g。

【用法】全部药物浸入1000ml麻油中半天，移入锅中，用文火煎熬至枯黄色，过滤去渣。再熬油至滴水成珠时离火，并用力搅拌收膏。倒入冷水中浸泡

3~5 天去火毒。每天换水 1 次。加鹿角胶 32g，乳香、丁香各 6g，麝香 3g，芙蓉膏 6g，搅匀，贴脐。

【说明】本方适用于气血两虚所致的遗精，症见心悸不宁，失眠多梦，劳累后遗精加重。

（五）肾阳不足

方 1

【组成】硫黄 6g，母丁香 5g，胡椒 3g，杏仁 10g，麝香 0.3g，枣肉少许，暖脐膏 1 贴。

【用法】将前 5 味药共研细粉，与枣肉适量共捣制丸如小花生米大，取药丸 1 粒放脐中，外贴暖脐膏。

【说明】本方适用于肾阳不足、命门火衰所致遗精、精冷不育，症见发作较频繁，精液量相对较多。

方 2

【组成】葱子、韭菜子、肉桂、附子、丝瓜子各 10g，龙骨 4g，麝香 0.3g。

【用法】上药烘干，共研细末，过筛装瓶贮备。用时取药粉适量，开水调成膏，纱布包裹，敷于脐中，外用胶布固定。每天换药 1 次。

【说明】本方适用于肾阳不足型遗精。

早 泄

早泄指性交时男方过早射精、不能完成正常性生活的病证。其中包括男方阴茎尚未与女方外阴接触，就发生射精；阴茎刚刚接触女方外阴，尚不及插入阴道；阴茎虽插入阴道，而即刻便发生射精。

方 1

【组成】金樱子 10g，生牡蛎 15g，芡实 20g，莲子肉 10g，益智 10g，白蒺藜 10g。

【用法】上药共研细末，做成药带，缚于腰间及肚脐部。

【说明】固涩止泄。

方 2

【组成】五倍子 30g，白矾 30g，金樱子 30g，川楝子 15g。

【用法】每剂加水 800ml，煎取药液 300ml，待温后擦洗肚脐。每次 10 分钟，每日 2 次，每剂药可连用 2 日。治疗 12 日若无效则停止治疗，药浴期间停服其他药物。

【说明】收敛固涩，行气利水。

前列腺炎

前列腺炎是指在病原体和（或）非感染因素作用下引起的前列腺炎症性疾病，以骨盆区域疼痛或不适、排尿异常为主要特征。本病是男性泌尿系统常见病，临床分为急性和慢性两大类，其中，慢性前列腺炎属中医学“精浊”“劳淋”等范畴。急性前列腺炎以标实为主，多由湿热蕴结下焦，导致膀胱气化不利，表现为尿频、尿急、尿痛、会阴部疼痛，甚至发热恶寒；慢性前列腺炎则更为常见，病因多为急性期未彻底治愈、房事过度、肾虚精亏、湿热瘀阻等，其病机特点为本虚标实，以肾虚为本，湿热瘀阻为标。症状多样，包括会阴部坠胀疼痛、腰膝酸软、尿道分泌物增多等。治疗时需根据具体证型辨证施治。

方 1

【组成】野菊花、苦参、马齿苋、败酱草各 30g，延胡索 15g，当归、槟榔各 30g。

【用法】上药加水煎成 1500～2000ml，擦洗肚脐及患处，每晚 1 次。亦可局部按摩，每周 1 次，4 次为 1 个疗程。

【说明】清热解毒，活血。本方用于治疗急性前列腺炎。

方 2

【组成】野菊花栓 1 个。

【用法】放入肚脐及肛门固定，每日 1 次，每次 0.5 小时。

【说明】清热解毒。本方用于治疗急性前列腺炎。

方 3

【组成】紫草 30g，红花各 10g，乳香、没药各 5g。

【用法】上药共研细末，过 120 目筛，加适量凡士林调成糊状。贴敷于肚脐，或均匀涂于前列腺附近区域。每日或隔日换药 1 次，10 次为 1 个疗程。疗程可间断重复。

【说明】活血化瘀。本方用于瘀血型慢性前列腺炎。

方 4

【组成】麝香 0.15g，白胡椒 7 粒。

【用法】将白胡椒研为细末，装瓶密封备用。患者取仰卧位，用前将肚脐洗净，将麝香研末倒入肚脐内，再将胡椒粉盖于上面，外覆盖圆白纸后用胶布固定。每隔 7～10 天换药 1 次，10 次为 1 个疗程，疗程间休息 5～7 天。

【说明】主治慢性前列腺炎。

良性前列腺增生

良性前列腺增生又称前列腺肥大，是中老年男性的一种常见病，临床表现为排尿费力、尿流变细、排尿次数增多，尤其在晚间更为明显，可以继发感染、膀胱结石、尿潴留和慢性肾功能不全等。属中医学“淋病”“癃闭”等范畴。

方 1

【组成】落得打、红花、生半夏、骨碎补各 9g，甘草 6g，葱须 15g，醋 50ml。

【用法】上药加水 2 碗煎，加醋 50ml，再煎滚，擦洗肚脐及患处，每日 3～4 次。

【说明】活血散结。本方用于前列腺增生症。

方 2

【组成】芒硝 30g。

【用法】上药以开水冲化，热敷肚脐及患部，每日 2～3 次，每次 30 分钟。

【说明】消肿散结。

不　育

不育是指女方健康，婚后同居 3 年以上，未用避孕措施而不育者，多由于精液异常或性功能障碍所致。如脾肾阳虚，不能温煦，则精液清稀冰冷，或凝敛不散，活力下降，表现为精液异常；如肾气衰惫，则精关不固，遗精早泄，或有欲无力，痿软不用；相火独炽，精液暗耗或气郁湿滞，精络受阻，则射精不能，表现为性功能障碍。患者常兼见腰膝酸软、头晕耳鸣、神疲乏力、心烦少寐、面色白、多汗、舌淡苔薄、脉细弱。

方 1

【组成】五灵脂、白芷、盐各 6g，麝香 0.3g，荞麦面、艾炷各适量。

【用法】将上药压粉填脐内，周围以荞麦面水调成条状圈于脐周，脐上置艾炷，以艾灸至腹内微温为度。每天 1 次。

【说明】本方适用于血瘀寒凝、阳气不振所致的不育。

方 2

【组成】熟地黄、枸杞子、山药、楮实子、菟丝子各 15g，淫羊藿 12g，泽泻、山茱萸、牡丹皮、茯苓、透骨草各 10g，丁香 9g。

【用法】上药加水2000ml煎煮，煎至约1000ml时去渣，将毛巾浸泡于药液中，温度适宜后取出毛巾，绞去毛巾上的药液（以毛巾不自然滴水为度），将其敷于脐上。毛巾凉后再浸泡再敷，共3次。然后以同样方法热敷命门、肾俞，共3次。每天1剂。

【说明】本方适用于阴阳两虚所致的不育。命门穴位于第2腰椎棘突下；肾俞穴位于命门旁开1.5寸。

方3

【组成】王不留行9g，黄酒适量。

【用法】将王不留行研末后加黄酒调湿敷脐，外用纱布和胶布盖贴。每天换药1次，20天为1个疗程，一般5～7个疗程即可。

【说明】本方适用于精子缺乏症。

方4

【组成】熟地黄、补骨脂、蛇床子、枸杞子、菟丝子、淫羊藿、肉苁蓉、牛膝、五味子、莲须、金樱子、煅牡蛎、鹿角胶、龟甲胶各15g，大青盐10g。

【用法】用1000ml凉开水浸泡上述药物30分钟左右，然后文火煎煮成300ml，取药汁，将2个洁净口罩浸泡于药汁中，使之湿透（干湿以不自然滴水为宜），待浸至口罩温度适中后分别敷在腹部神阙、关元穴及背部命门、肾俞穴位置。每次治疗20分钟，每天1次。

【说明】本方适用于肝肾精亏所致的不育。

睾丸炎

临床表现睾丸肿痛，向腹股沟放射，中医认为是湿热下注肝经、气血壅滞所致。

方1

【组成】生大黄、大枣（去核）、鲜生姜（去皮）各60g。

【用法】将上药共捣烂如泥，敷贴于肚脐，用纱布包扎固定。每天换药1次。

方2

【组成】青黛、冰片各1.5g，雄黄5g，白矾3g，花生油适量。

【用法】将上药共研为细末，用花生油适量调为糊状即可。用时将药摊在纱布上，外敷于肚脐、睾丸部并固定。每天换药1次。

第六章 敷脐疗法治疗皮肤科病症

颜面斑块

颜面斑包括雀斑、色素痣（斑）、老年色素沉着（寿斑）、黄褐斑等。雀斑为淡褐色、深褐色或日晒后呈淡黑色的针头至黄豆大的色素性斑点；色素痣通常出现于青年期以前，有的到中年以后才显著，初发时扁平似雀斑，有的痣以后逐渐高起呈乳头状、圆顶状；老年色素沉着见于中老年人，为扁平的棕色或暗棕色边缘清楚的色素沉着斑，呈圆形、卵圆形或不规则形，散在分布，虽然避免日晒也不消退；黄褐斑，多见于中年女性，为对称分布的淡褐色斑疹，有时相互融合呈蝴蝶翼状，又称蝴蝶斑。以上颜面斑块一般均无自觉症状。多由于禀赋不足，肾水亏虚或阳明蕴热，肝旺血燥，以致气血不和，面失所荣。

方 1

【组成】白芷、白芍、白附子各适量。

【用法】研粉，制成药袋缚于脐部，夜间取下，白昼佩戴。

【说明】本方可润泽肌肤，增白悦颜，善治黄褐斑、痤疮。

方 2

【组成】山楂、葛根、鸡血藤、厚朴、乳香、没药各 100g，甘草、桂枝各 30g，白芍 150g，冰片 15g。

【用法】山楂、葛根、甘草、白芍共水煎 2 次浓缩成膏；鸡血藤、厚朴、桂枝共研细粉；乳香、没药、冰片共溶于 95% 乙醇 200ml，除去不溶物，再烘干为末。以上 3 方混合，瓶中密贮备用。用时每次取药粉 0.2g 填脐内，外用胶布贴固。3～7 天换药 1 次。

【说明】本方适用于瘀阻所致颜面色斑、黄褐斑。

方 3

【组成】珍珠数颗或珍珠层粉 15g。

【用法】磨粉，以水调成糊状敷于脐中。每周更换 1 次，每月敷 1～2 次。

【说明】珍珠为润肤美容上品，有良好的增白祛斑之功。

银屑病（牛皮癣）

银屑病是一种常见慢性炎症性皮肤病，症见皮肤红色丘疹或斑块，覆有多层银白色鳞屑皮损为特征。

方

【组成】赤芍 10g，生地黄、葛根各 30g，升麻、大风子、丹参、甘草、水牛角粉各 9g，冰片 6g。

【用法】上药共研细末，每次取适量填脐，外贴胶布。每天换药 1 次，7 次为 1 个疗程。

皮肤瘙痒症

皮肤瘙痒症是指皮肤剧烈瘙痒而无任何原发性皮损，多由湿热蕴于肌肤，不得疏泄，或由血燥生风所致。瘙痒往往为阵发性，日轻夜重，有时难以忍受，因搔抓而产生抓痕、血痂，日久皮肤出现肥厚、苔藓化、色素沉着等。

方 1

【组成】地肤子、红花、僵蚕、蝉蜕各 9g。

【用法】上药共研细末，每次 1～2g，水调成糊敷脐。每天换药 1 次。

方 2

【组成】红花、桃仁、杏仁、栀子各等量，冰片适量。

【用法】将前 4 味药研末，加入冰片，用凡士林或蜂蜜调成糊状。使用时共摊成 3cm×3cm 大小饼块，直接贴脐上，再用敷料覆盖固定。每天换药 1 次。

方 3

【组成】地肤子、红花、僵蚕、蝉蜕各 9g。

【用法】上药共研末备用。每次取药粉 1～2g，水调为糊，敷于脐部，外用纱布包扎。每天换药 1 次。

荨麻疹

荨麻疹是皮肤黏膜血管扩张、通透性增加而产生的一种局限性水肿反应。临床以瘙痒性风团骤然发生并迅速消退，皮肤上局限性水肿隆起，皮肤损害时起时伏，消退后不留痕迹为主要特征。中医学“瘾疹”“风瘙瘾疹”与之相似。

方

【组成】银柴胡、胡黄连、防风、浮萍、乌梅、甘草各等量。

【用法】上药共研为末，每次适量填脐，常法固定。每天换药 1 次。

第七章 敷脐疗法治疗肿瘤相关病症

肿瘤化疗后引起腹泻

方

【组成】补骨脂、肉豆蔻、五倍子各等量。

【用法】上药研末过筛备用。用时取药末 10g，敷贴脐部神阙穴，用胶布固定，24 小时一换，直至腹泻消失。

【说明】化疗药如阿糖胞苷、硫鸟嘌呤、放线菌素 D、5- 氟脲嘧啶、羟基脲、甲氨蝶呤、拓扑替康、丙脒腙和亚硝脲类药均可引起腹泻、腹痛，尤以 5- 氟脲嘧啶、拓扑替康引起的腹泻最为常见。敷脐治疗腹泻有较好的疗效。

癌性腹水

方

【组成】川椒目、桂枝、黄芪、龙葵各 10g，细辛 3g。

【用法】上药共研细末，加白醋适量调成膏状，敷于神阙穴，外用艾条灸脐部，每次 2 小时以上，每日 1 次，药物去除后外涂红花油防烫伤。

癌性疼痛

方

【组成】蜈蚣 2 条，白屈菜、徐长卿、川乌、延胡索各 15g，麝香 3g。

【用法】以上诸药粉碎后研末，过筛，黄酒调匀成膏，敷于脐部，外用艾条灸脐部，每次 2 小时以上，灸后用伤湿止痛膏封闭固定药物，24 小时一换，7 天为一疗程。

【说明】癌性疼痛是肿瘤常见并发症，常见有胸痛、肝区疼痛、腹痛、头痛、腰痛和骨转移引起的骨性疼痛等。目前治疗疼痛方法较多，配合中药敷脐可明显加强治疗疼痛效果。

肿瘤引起便秘

方

【组成】生大黄、芒硝、枳实、炙甘草各等量。

【用法】上药粉碎研末，每次取 3g 药末，用食醋调匀成膏状，敷于脐部，外覆塑料纸胶布固定 6 小时，每日 1 次。

【说明】肿瘤病人由于化疗导致自主神经功能紊乱，或由于胃肠蠕动及排空功能差，同时由于进食量减少，均易诱发便秘。目前西医主要给予促进胃肠动力药及灌肠来治疗，长期使用效果不佳。运用中医脐疗，可有较明显的疗效。

肿瘤化疗引起的呕吐、胃胀

方

【组成】法半夏粉、紫苏梗粉各 10g，姜汁 5ml。

【用法】上药调成糊状，取少量敷脐，外覆塑料纸胶布固定，每日换药 1 次。

【说明】恶心呕吐是化疗最常见的消化道不良反应，严重呕吐可致脱水、电解质失调、营养不良及体重减轻，可能导致患者产生恐惧和抵触情绪，拒绝接受治疗。顺氯氨铂及氮芥可引起剧烈恶心呕吐。应用脐疗有止吐和消除胃部胀满的作用。

肿瘤化疗后白细胞下降

方

【组成】干姜、肉桂、附片各 10g，血竭、当归各 5g，冰片 2g。

【用法】上药粉碎成细末，过筛后混匀备用。每次取 3g 药末置脐上，再用伤湿止痛膏外封固定，24 小时一换，连用 12 天。

附录一
脐部艾灸法

灸法是以艾绒或特定药物为介质，放置在神阙穴位上烧灼、温熨，借灸火的温和热力及药物的作用，通过经络的传导发挥温通气血、扶正祛邪等作用，达到治病和保健目的的一种外治方法。脐灸特指以神阙穴（脐中）为施灸部位的灸法。

1. 灸法的分类

灸法治疗疾病，已有悠久的历史。先是单纯的艾灸，后来衍化为多种灸法。常用灸法大体可分为艾炷灸、艾条灸、温灸器灸等几类。

下面仅就脐疗中运用的各种灸法介绍如下。

（1）艾炷灸：是将纯净的艾绒放在平板上，用手搓捏成圆锥形的艾炷，常用的艾炷或如麦粒、苍耳子或莲子，或如半截橄榄等大小不一。灸时每燃完一个艾炷称为一壮。艾炷灸又分直接灸和间隔灸两类。以艾炷置于皮肤穴位上烧灼的称为直接灸，亦称明灸。古代所称灸法，一般多指直接灸。不直接在皮肤上施灸，而将艾炷置于姜片、蒜片、食盐或药饼等上面燃烧的称为间接灸，亦称间隔灸。脐疗运用灸法均使用间隔灸。

① 隔姜灸：是用鲜姜切成直径 2～3cm、厚 0.2～0.3cm 的薄片，中间以针刺数孔，然后将姜片置于脐上，再将艾炷放在姜片上点燃施灸。当艾炷燃尽，再易炷施灸。灸完所规定的壮数，以使皮肤起红晕而不起疱为度。常用于因寒而致的呕吐、腹痛、腹泻及风寒痹痛等。

② 隔蒜灸：将鲜大蒜头切成厚 0.2～0.3cm 的薄片，中间以针刺数孔（捣蒜如泥亦可），置于脐上，然后将艾炷放在蒜片上，点燃施灸。待艾炷燃尽，易炷再灸，直至灸完规定的壮数。此法多用于治疗瘰疬、肺结核及初起的肿疡等症。

③ 隔盐灸：用纯净的食盐填敷于脐部，或于盐上再置一片薄姜，上置大艾炷施灸。多用于治疗伤寒阴证或吐泻并作、中风脱证等。此法有回阳救逆、固脱之力，但须连续施灸，不拘壮数，以期脉起、肢温、症状改善。

④ 隔附子灸：将附子研成粉末，用酒调和做成直径约 3cm、厚约 0.8cm 的附子饼，中间以针刺数孔，放在脐上，再放艾炷施灸，直到灸完所规定壮数为止。多用于治疗命门火衰而致的阳痿、早泄或疮疡久溃不敛等症。

（2）艾卷灸：又可分为艾条灸、太乙针灸及雷火针灸。

①艾条灸：是取纯净细软的艾绒 24g，平铺在 26cm×20cm 的细草纸上，将其卷成直径约 1.5cm 的圆柱形的艾卷，要求卷紧；外裹以质地柔软疏松而又坚韧的桑皮纸，用胶水或糨糊封口而成。也有在每条艾绒中掺入肉桂、干姜、丁香、独活、细辛、白芷、雄黄、苍术、没药、乳香、川椒等药物的细末各 6g 则成药艾。施灸的方法分温和灸和雀啄灸。

a. 温和灸：施灸时将艾条的一端点燃，对准脐中部位，距皮肤 2～3cm 进行熏烤，使患者局部有温热感而无灼痛为宜，一般每处灸 5～10 分钟，至皮肤出现红晕为度。对于昏、局部知觉迟钝的患者，医者可将中、示两指分开，置于脐之两侧，来测知患者局部的温热程度，以便随时调，施灸的距离和防止烫伤。

b. 雀啄灸：施灸时，将艾条点燃的一端与脐穴并不固定在一定距离，而是像鸟雀啄食一样，一上一下活动地施灸。另外，也可均匀地向上下左右方向移动或做反复的旋转施灸。

②太乙针灸：是用纯净细软的艾绒 150g 平铺在 40cm×40cm 大小的桑皮纸上，将人参 125g，地龙 250g，钻地风 300g，千年健、肉桂、小茴香、苍术各 500g，甘草 1000g，防风 2000g，麝香少许，共为细末，再取药末 24g 掺入艾绒内，紧卷成爆竹状，外用鸡蛋清封固，阴干后备用。施灸时，将太乙针的一端烧着，用布七层包裹其烧着的一端，立即紧按于脐中，进行灸熨，针冷后则再燃而熨。如此反复灸熨 5～10 次为度。此法治疗风寒湿痹、顽麻、痿无力、半身不遂等均有效。

③雷火针灸：其制作方法与“太乙针”相同，唯药物处方有异。方用纯净细软的艾绒 125g，加沉香、木香、乳香、羌活、干姜各 9g，麝香少许，共为细末。施灸方法与“太乙针”相同，其适应证也与“太乙针”相同。

（3）温灸器灸：温灸器又名灸疗器，是用金属特制的一种圆筒灸具，故又称温筒灸。其筒底又尖又平，筒内套有小筒，小筒四周有孔。施灸时，将艾绒（或掺加药物）装入温灸器的小筒，点燃后，将温灸器之盖扣好，置于脐穴进行熨灸，直到所灸部位的皮肤出现红晕为度。此法有调和气血、温中散寒的作用。一般需要灸治者均可采用。对小儿、妇女及畏惧灸法者最为适用。

2. 脐灸的适用范围和补泻

（1）适应范围：神阙穴（脐中穴）的针刺历来为医家所禁。但《灵枢·官能》

说：“针所不为，灸之所宜。”这就是说灸法能用于治疗针刺所不能治愈的某些疾病。临床上凡遇阳气衰弱、沉寒痼冷的一些疾病，单纯使用针法，效果就不会像灸治显著。因此，灸法的适用范围一般以虚证、寒证和阴证为主，多用于伤寒三阴病、一切阳气虚陷、久病、久泻、痰饮、厥冷、瘰疬、痿痹等症。脐疗施灸也不例外。

(2) 灸法的补泻：艾条的补泻法，据《灵枢·背腧》说：“以火补者，毋吹其火，须自灭也；以火泻之，疾吹其火，传其艾，须其火灭也。”《针灸大成》也说：“以火补者，毋吹其火，须待自灭，即按其穴；以火泻者，速吹其火，开其穴也。”脐疗施行灸法补泻，也以上述方法为准。

3. 脐灸的注意事项

脐灸法虽然能治病，但如运用不当，也有流弊。灸能益阳亦能伤阴，凡属实证、热证及阴虚发热者，一般不宜用灸法。对阴虚劳瘵、咯血吐血、肝阳头痛、中风闭证、热毒旺盛等疾病，皆应慎用灸法。此外，孕妇不宜施灸。

(1) 施灸后，局部皮肤出现微红灼热，属于正常现象，无须处理。如因施灸过量，时间过长，局部出现小水疱，只要注意不擦破可任其自然吸收。如水疱较大，可用消毒的毫针刺破水疱，放出水液；或用注射针抽出水液，再涂以甲紫溶液，并用纱布包敷。如有渗血现象者，可用消炎药膏或玉红膏涂敷。

(2) 施灸时应注意艾火勿烧伤脐周皮肤或衣物。用过的艾条、太乙针等，应装入小口玻璃瓶或铁筒内，以防复燃。

附录二
养生保健敷脐方

中医养生是在阴阳五行学说、脏腑经络理论、气一元论、天人合一整体观等理论指导下，提出形神共养、协调阴阳、谨慎起居、和调脏腑、养气保精、气血通调、扶正祛邪等养生方法，以及因人、因时、因地摄生等原则，以达到增强体质、预防疾病、身心和谐、促进健康的目的。

方 1

【组成】人参、白术、茯苓、炙甘草各等量。

【用法】上药共研细末，取适量和水调成糊状，敷脐。

【说明】本方适用于久病气虚者。

方 2

【组成】人参 1 支。

【用法】上药研细末，取少许蜜或水调成糊敷脐。

【说明】本方适用于久病体虚、肺虚声微、脾虚食少者。

方 3

【组成】刺五加 30g，鼠粪 40g。

【用法】上药共研末备用。每次取药末 3g 填脐中，上放艾炷，点燃灸之，连灸 2～4 个艾炷。

【说明】方中刺五加为扶正良药，有强身健体、提高机体免疫力的作用；辅以鼠粪活血化瘀则效力更强。故可治慢性虚弱性疾病。

方 4

【组成】当归、熟地黄、川芎、白芍各等量。

【用法】上药共研细末，和水调成糊状，用时适量敷脐。

【说明】四药相伍，补而不滞，调补营血，故可治血虚萎黄、心悸健忘、舌淡、唇甲苍白之症。

方 5

【组成】红参、海马各 5 份，鹿茸 3 份，炙甘草、吴茱萸各 1 份。

【用法】上药共为细末，配以麻油、凡士林等软膏基质调制成膏，先用热毛巾将肚脐擦拭干净，然后敷贴上膏，胶布敷盖。若用热水袋局部热敷，可增强疗效。

【说明】本方集温热之品于一体，具有温壮元阳、补精益气的作用，经常应用能够增强体质，抗老防衰，预防疾病，故有保健养生之效。